GYM DOUCE
pour les seniors +60

Un guide pratique et complet avec des illustrations en couleur pour pratiquer 10' par jour avec un faible impact, afin d'améliorer considérablement l'endurance, l'équilibre et la confiance en soi, et ainsi prévenir les chutes accidentelles.

Sophie Lapage

La méditation vous amène
dans le moment présent.
Le seul endroit
où la vie se déroule.
Inspirez le futur,
Expirez le passé

Copyright 2023 - Tous droits réservés.

Le contenu de ce livre ne peut être reproduit, reproduit ou transmis sans l'autorisation écrite directe de l'auteur ou de l'éditeur. En aucun cas, l'éditeur ou l'auteur ne sera tenu responsable des dommages, réparations ou pertes pécuniaires causés par les informations contenues dans ce livre. Directement ou indirectement.

Avis juridique :

Ce livre est protégé par le droit d'auteur. Ce livre est réservé à un usage personnel. Vous ne pouvez modifier, distribuer, vendre, utiliser, citer ou paraphraser aucune partie, ni le contenu de ce livre, sans le consentement de l'auteur ou de l'éditeur.

Avis de non-responsabilité :

Veuillez noter que les renseignements contenus dans ce document sont à des fins éducatives et de divertissement seulement. Tous les efforts ont été déployés pour présenter des informations exactes, à jour, fiables et complètes. Aucune garantie d'aucune sorte n'est déclarée ou implicite. Les lecteurs reconnaissent que l'auteur ne donne pas de conseils juridiques, financiers, médicaux ou professionnels. Le contenu de ce livre a été dérivé de diverses sources. Veuillez consulter un professionnel autorisé avant d'essayer toute technique décrite dans ce livre.

En lisant le présent document, le lecteur convient que l'auteur n'est en aucun cas responsable des pertes, directes ou indirectes, subies en raison de l'utilisation des renseignements contenus dans le présent document, y compris, mais sans s'y limiter : erreurs, omissions ou inexactitudes

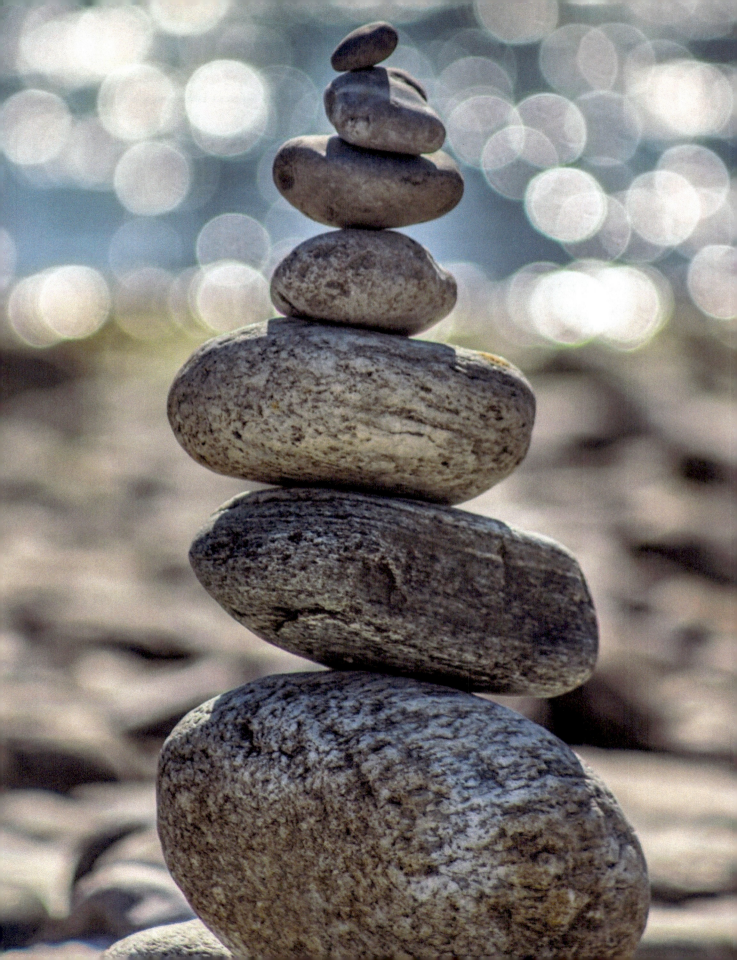

CONTENUS DU LIVRE

Introduction - 7

1ère partie

Chapitre 1 - Les options d'entraînement 15
Chapitre 2 - Yoga 23
Chapitre 3 - Exercices de base pour les seniors 31

2ème partie

Chapitre 4 - Équipements 45
Chapitre 5 - Gérer de nouvelles habitudes 51
Chapitre 6 - Nutrition, remise en forme, récupération 59

3ème partie

Chapitre 7 - Yoga sur chaise 67
Chapitre 8 - Yoga restauratif 75
Chapitre 9 - Les 7 secrets du bien-être 79

4ère partie

Chapitre 10 - Les 10 meilleurs entraînements pour seniors 85
Chapitre 11 - Top 20 postures de yoga 95

Conclusion 111
Bonus 115

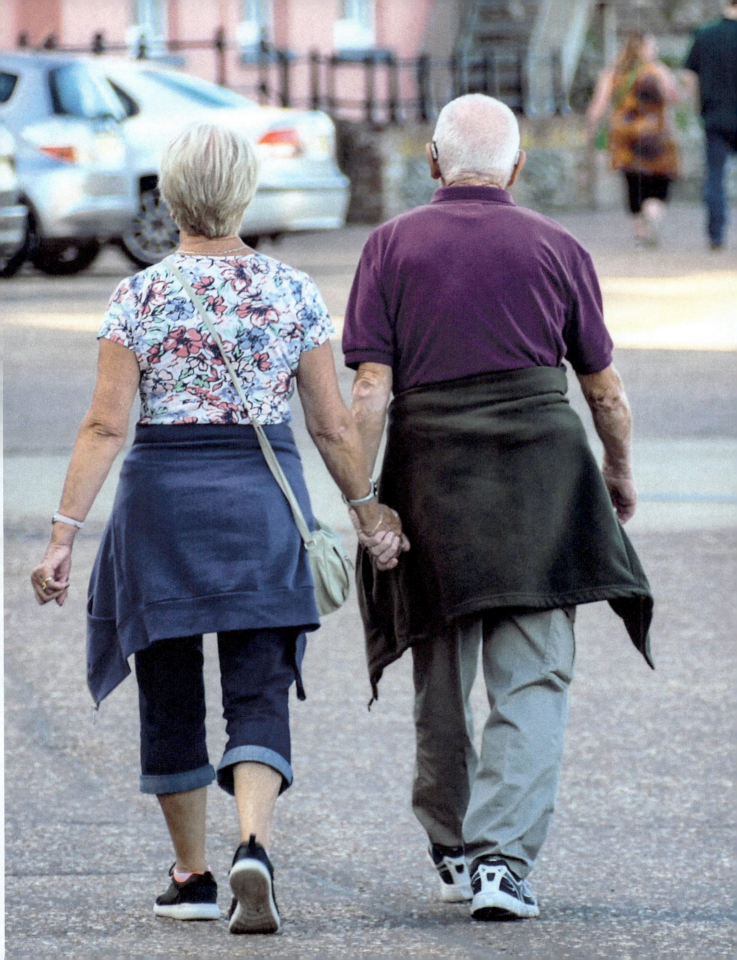

Introduction

Bienvenue dans le programme d'entraînement pour seniors.

Je vous invite à vous détendre, à vous asseoir confortablement et à prendre une profonde inspiration... non, ce n'est pas une annonce de compagnie aérienne, c'est simplement une suggestion pour mieux profiter... de la prise du jour.

Bonjour, je suis Sophie.

J'ai toujours été un athlète et un cycliste amateur, avec pour objectif de maintenir une bonne santé mentale et physique, mais aussi de pouvoir manger et boire sans prendre trop de poids et sans avoir à faire face à des problèmes de santé.

Au fil du temps, je me suis intéressé à la science de la nutrition combinée à l'entraînement physique des personnes âgées pour contrer les effets de la sarcopénie et aider les personnes âgées à vieillir de la meilleure façon possible.

Mes parents, aujourd'hui âgés, avaient besoin d'un coup de pouce pour surmonter la paresse et les petites douleurs liées à la sédentarité, ainsi que la baisse physiologique du métabolisme de base, maintenant qu'ils bougent et font régulièrement de l'exercice tout en adoptant une alimentation saine, sans se priver, ils paraissent vraiment avoir 10 ans de moins.

L'atrophie musculaire, ou sarcopénie, est un processus physiologique dégénératif musculo-squelettique qui survient avec l'âge, favorisé et accentué par la présence de facteurs de risque.

La sédentarité et une alimentation excessive, désordonnée et incorrecte conduisent le sujet à souffrir d'un manque systématique d'énergie et de pathologies fonctionnelles des principaux organes (digestion, circulation sanguine, pression artérielle, etc).

La sarcopénie se manifeste en ajoutant à la dégradation physiologique des muscles l'incapacité à s'auto-guérir, due aux nombreuses mauvaises habitudes prises au fil des années.

Un matin de mars 2003, je me suis retrouvé soudainement incapable de sortir du lit en raison de douleurs et d'un gonflement aux deux chevilles.

Je tiens à souligner et à mettre en évidence que la veille au soir, j'étais parfaitement bien, j'ai fait mon entraînement régulier et je n'avais aucun symptôme ou idée de ce que j'allais devoir affronter le lendemain matin.

Inquiet et un peu effrayé, me déplaçant comme un canard, j'ai rejoint ma cuisine et après un petit déjeuner rapide, j'ai pris un analgésique. Heureusement, j'ai immédiatement commencé à me sentir mieux, l'analgésique faisait effet, mes chevilles se sont dégonflées et j'ai pu marcher assez normalement.

Peu de temps après, je suis allé chez mon médecin de famille pour prendre rendez-vous pour un examen approfondi afin de comprendre ce qui se passait.

Pour faire court, j'ai été diagnostiqué avec de l'arthrite rhumatoïde héréditaire qui était restée dormante jusqu'à ce jour. En fait, ma jeune sœur et ma mère souffraient et souffrent toujours de cette pénible maladie auto-immune.

En accord avec mon médecin de famille, j'ai immédiatement commencé un traitement pour éliminer l'inflammation en cours et en quelques mois, j'ai pu planifier la physiothérapie nécessaire pour mieux récupérer ma mobilité.

C'est pendant ces jours-là que j'ai réalisé comment l'activité physique quotidienne, avec des exercices sur mesure, m'a aidé à me sentir plus fort, plus déterminé et à adopter la bonne approche pour faire face aux hauts et aux bas de la santé que l'arthrite entraîne.

Aujourd'hui, je vis paisiblement avec mes douleurs et mes souffrances, je prends soin de mon alimentation, je fais régulièrement de l'exercice et je forme également ma sœur et ma mère pour prévenir et soulager les conséquences de l'arthrite, avec des résultats encourageants.

J'ai passé le cap des 50 ans il y a quelques années et j'ai décidé de partager mon expérience pour informer et encourager mes pairs qui n'ont pas encore prévu d'entraînement psycho-physique quotidien.

En tant que personnes âgées, nous devrions idéalement être en mesure de planifier au moins 10 minutes d'activité modérée dans notre routine quotidienne, que ce soit de la marche, de la natation, du vélo, du yoga ou des exercices physiques, un peu chaque jour, pour améliorer la force, la flexibilité et l'équilibre.

La Santé Publique suggère cette durée pour bien vieillir à partir de 50 ans et plus.

À tout âge, il est essentiel de continuer à bouger, même avec des séances à faible impact.

Heureusement, il existe de nombreuses sources pour garantir à chacun suffisamment de volonté pour pratiquer des activités physiques, avec des effets secondaires positifs sur les articulations, la fréquence cardiaque et la confiance en soi.

Les activités à faible intensité amélioreront notre fréquence cardiaque, accéléreront notre respiration et amélioreront ainsi notre sensation de chaleur.

Des exemples simples de séances d'activités à faible impact sont la marche et la respiration, l'aquagym, le vélo, même électrique, le yoga sur chaise, le yoga restaurateur, les exercices gratuits sur tapis pour améliorer l'équilibre et la flexibilité, la respiration et les étirements.

Respirer lentement et profondément peut avoir des effets positifs spectaculaires sur notre santé générale, réduire le niveau de stress et améliorer-stabiliser notre humeur. Des preuves ont montré que la respiration lente active le système nerveux parasympathique, également appelé système "repos et digestion". Sa fonction est de conserver l'énergie pour de nombreux processus corporels.

Le mot sanskrit "Pranayama" signifie : "prana = force vitale" et "yama = prendre le contrôle" en termes simples, le yoga est l'art de "respirer". Chaque jour, nous respirons sans y penser beaucoup.

Bien que la respiration soit une action inconsciente, le muscle responsable du cycle sans fin d'inhalation et d'expiration, le diaphragme, se trouve en profondeur dans la cavité abdominale. Lorsque nous respirons, le diaphragme se contracte et s'aplatit, aspirant l'air dans les poumons.

Pendant que les poumons se remplissent, les côtes se dilatent et se soulèvent, puis pendant l'expiration, le diaphragme se relâche, les abdominaux se contractent et tirent les côtes vers le bas et l'air sort de nos poumons.

L'entraînement physique et la pratique du yoga nous amènent à une respiration profonde, à sa maîtrise et à son utilisation pour améliorer notre respiration.
Apprendre à respirer correctement nous permet de ressentir et d'analyser ce qui se passe dans notre cœur, notre corps et notre esprit.

La respiration profonde active également le nerf vague, responsable du contrôle du système nerveux parasympathique, qui supervise des fonctions telles que l'humeur, la digestion et la fréquence cardiaque.

Elle envoie également plus d'oxygène au cerveau et aux autres organes.

Il peut sembler étrange, mais de nombreuses personnes ne respirent pas correctement.

La respiration naturelle implique notre diaphragme, un grand muscle dans notre abdomen. Lorsque nous inspirons, notre ventre doit se gonfler, lorsque nous expirons, notre ventre doit se dégonfler.

C'est ce qu'on appelle la respiration diaphragmatique.

Au fil du temps, les gens oublient comment respirer de cette manière et utilisent plutôt leur poitrine et leurs épaules, ce qui peut causer des respirations courtes et superficielles, augmentant le stress et l'anxiété.

La respiration diaphragmatique vous aide à inverser la réponse au stress une fois qu'elle se produit, à être moins réactif dans des situations stressantes, et à aider dans les processus physiques tels que le sommeil, la gestion de la douleur, et même la digestion.

La respiration profonde est simplement l'une des méthodes pour réduire, ou du moins faire face au stress, à l'anxiété et à la dépression dans notre vie.

L'oxygène est notre nutriment le plus essentiel pour la vie et la respiration est le processus que nous utilisons pour obtenir tout cet oxygène vital dans nos cellules. Respirer est généralement un processus automatique, la plupart des gens n'y prêtent jamais attention.

Mais faire de l'entraînement ou du yoga, en étant attentif à quand, comment et pourquoi vous respirez a de nombreux avantages.

Une respiration correcte nécessite une mobilité thoracique, une bonne force abdominale et du noyau, et, aussi étrange que cela puisse paraître, une pleine amplitude de mouvement dans le diaphragme, de la contraction à la relaxation.

Les experts, y compris les athlètes et les yogis, ont un diaphragme qui est constamment en état de contraction. Le diaphragme doit également revenir continuellement à un état de relaxation, en opposition à la contraction des abdominaux.

Faites un nouveau départ pour pratiquer la respiration, prenez un peu de temps chaque jour pour faire cet exercice, vous pouvez le faire n'importe où, et plus vous pratiquez, plus cela devient facile, surtout lorsque vous êtes déjà détendu.

Respirez profondément, faites-le en premier lieu le matin et avant de dormir.

Pratiquer le matin aide à mettre le ton pour la journée et commence la journée plus calme et plus détendue, tandis que pratiquer le soir aide à couper la journée et prépare votre esprit et votre corps au sommeil.

Si vous avez du mal à prendre de profondes respirations, commencez par votre nez et expirez par votre bouche, comptez lentement jusqu'à cinq dans votre tête lorsque vous inspirez et expirez.

Après un certain temps, vous aurez une idée de la durée pendant laquelle vous devez pratiquer des exercices de respiration profonde pour réduire le stress. Au début, il peut être utile de fixer une durée spécifique, par exemple, trois minutes si vous êtes pressé par le temps.

Gardez à l'esprit qu'il est généralement plus efficace de pratiquer plusieurs périodes plus courtes de respiration profonde plutôt qu'une seule période longue de respiration profonde. Pratiquer plus souvent vous aide également à intégrer la respiration profonde en tant qu'habitude saine dans votre mode de vie.

Il peut être utile de répéter mentalement quelque chose comme "inhale exhale". Cela vous forcera à vous concentrer sur votre respiration et à vous ancrer dans le moment pour que les stimuli externes ne vous gênent pas.

La respiration profonde est une forme de méditation datant de plusieurs milliers d'années.

La pratique de la méditation est un outil puissant pour améliorer la mémoire, réduire les symptômes de la dépression, favoriser un sommeil réparateur et activer le bien-être général.

Si vous êtes une personne empathique, vous êtes plus vulnérable à la contagion émotionnelle et vous ressentez les émotions et les maux physiques des individus comme s'il s'agissait des vôtres.

La surcharge d'empathie et le stress vont souvent de pair, et contribuent au malheur.

En tant qu'êtres humains, nous devons établir des limites, accroître la conscience de l'esprit, du corps et du cœur, en commençant surtout par le ventre avec l'art de la respiration.

Essayez ceci...

Touchez avec votre poing gauche la paume de votre main droite, dans votre abdomen supérieur, juste en dessous de vos côtes. Appuyez autant ou aussi peu que vous le souhaitez avec votre paume sur votre ventre.

Portez votre pensée au point de contact entre vos mains et votre corps. En respirant par votre nez, guidez votre souffle vers ce point, créant une ancre de conscience, pendant une minute ou deux.

Lorsque vous inspirez, dites dans votre esprit les mots "Ceci est mon noyau". Lorsque vous expirez, dites dans votre esprit "Je libère tout ce qui ne m'appartient pas". Faites cela pendant plusieurs cycles de respiration. Terminez en ouvrant les deux paumes à plat sur votre ventre.

Bien joué... C'est la première étape de votre pratique de yoga-exercice.

1ère partie

Vous manquez 100% des choses que vous n'avez pas faites."

Chapitre 1
Les options d'entraînement

Le meilleur début d'entraînement physique consiste à déterminer le type d'exercice adapté à notre âge et à notre type de corps.

Cela peut être difficile pour les débutants en raison de la multitude d'options disponibles. Bien que la plupart des disciplines utilisent les mêmes postures physiques, chacune a une emphase particulière.

La manière la plus simple d'avoir un premier aperçu de l'expérience d'entraînement consiste à regarder une classe en ligne pour débutants, en cherchant spécifiquement des classes de niveau de base.

Presque toutes les plateformes vidéo en ligne nous permettent de sélectionner le niveau et le type d'entraînement que nous préférons.

La formation pour les adultes plus âgés améliore également la force musculaire et la densité osseuse, ce qui est important pour lutter contre l'ostéoporose qui survient naturellement pendant le processus de vieillissement.

L'activité physique favorise la santé globale, réduisant les risques de maladies chroniques et de chutes soudaines qui peuvent causer des blessures bruyantes.

Les options pour les seniors

Les adultes de tous âges, à partir de 50 ans, pour prévoir un vieillissement paisible, auraient intérêt à faire un mélange d'exercices de force et de mobilité, ainsi que d'exercices d'équilibre et d'aérobie. La volonté de faire de l'exercice et la volonté de s'exercer régulièrement sont la clé pour continuer à bien avancer.

La variété est le refrain.

Exercices d'aérobie

Une activité aérobique modérée idéalement répartie tout au long de la semaine, comprenant des entraînements en intérieur (yoga, exercices libres sur un tapis ou une chaise, etc.) et en extérieur (marche en ville ou en nature, vélo, natation, etc.)

La marche en nature ou en ville : marcher dans la nature et respirer profondément améliore la perception de notre corps et de notre esprit, une grande vue d'ensemble de l'espace vert nous aide en tant qu'être humain à retrouver concentration, paix et calme en nous-mêmes.

Passer du temps à l'extérieur nous permet d'absorber la beauté de la nature qui nous entoure. Faire de l'exercice sur différents sols améliore l'équilibre, l'agilité et la force, passer du temps à l'extérieur peut également réduire l'anxiété et améliorer la santé cardiovasculaire et métabolique, ainsi que réduire la pression artérielle.

Même le jardinage, un champ pas loin de chez nous, est une activité sage, nous pouvons marcher jusqu'au jardin, puis travailler facilement pour faire pousser nos propres fruits et légumes avec de grands résultats pour maintenir la force, la flexibilité et la santé mentale.

Se promener en ville peut devenir une astuce intelligente pour découvrir de nouveaux coins, jamais vus auparavant, se promener à travers de nombreux marchés aux puces avec des amis ou simplement essayer différentes routes pour faire du shopping ou aller au travail est quelque chose que tout le monde peut faire en profitant de résultats en termes de bonne humeur et de santé.

Le cyclisme : Le cyclisme est l'une des

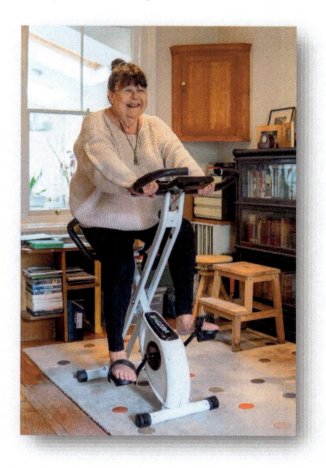

activités recommandées pour vieillir en bonne santé, car il travaille notre système cardiovasculaire et maintient notre cœur en effort constant. Le cyclisme nécessite l'utilisation de plusieurs groupes musculaires, tels que le cou, le dos, les fessiers, les quadriceps et les ischio-jambiers, qui aident à favoriser la circulation sanguine en la requérant vers le cœur et les poumons.

En effet, c'est appelé un exercice cardio car la demande est répétée, et le corps augmente sa capacité à gérer la surcharge précisément grâce à l'effort. Le cyclisme est également une activité adaptée car il réduit presque toutes les forces de réaction au sol pendant l'exercice, ce qui peut aider les personnes souffrant de douleurs ou de dysfonctionnement articulaires ou musculaires.

En vieillissant, notre thymus, un organe qui produit des cellules T, rétrécit. Les cellules T participent à notre réponse immunitaire aux antigènes. Pédaler régulièrement en cyclisme pour les seniors produit autant de cellules T, renforçant ainsi le système immunitaire selon la recherche.

Considérez l'utilisation d'un vélo électrique, ces vélos peuvent vous propulser même si vous ne pédalez pas, il peut vous aider en poussant les pédales et en manœuvrant à travers les obstacles, tels que les collines ou les longs trajets, cette aide est particulièrement appréciée des débutants seniors.

 Rouler avec des compagnons de même âge peut même améliorer la confiance en soi et aider à prévenir le déclin cognitif lié à l'âge.

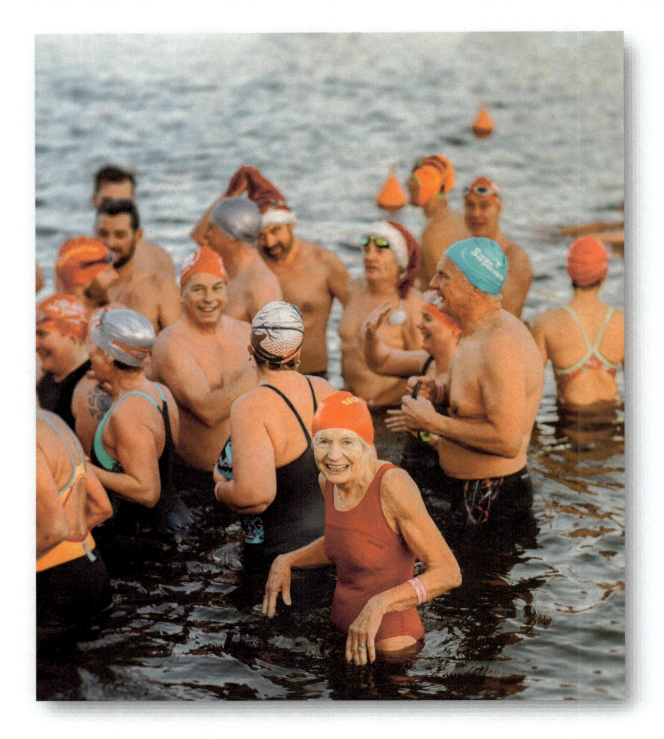

La natation : La natation est très bénéfique pour les personnes âgées, c'est une activité à faible impact et non portante, parfaitement adaptée aux personnes souffrant de blessures ou de maladies chroniques.

La natation n'exerce aucune pression sur la colonne vertébrale, les genoux et les hanches, l'eau supportant naturellement le poids de notre corps et réduisant l'effet de la gravité, avec un soulagement conséquent des articulations et des joints.

C'est particulièrement utile pour les seniors souffrant d'arthrite ou d'ostéoarthrite et de fibromyalgie.

Nager régulièrement aide à maintenir les articulations élastiques et à augmenter la capacité respiratoire. Pour les seniors avec une amplitude de mouvement limitée, l'étirement dans l'eau peut aider à améliorer la posture, la stabilité et la flexibilité, des facteurs vitaux pour la santé et le bien-être des personnes âgées.

Nager 3-4 fois/semaine pendant au moins 30 minutes d'affilée réduit la pression artérielle et brûle environ 300 calories.

Rejoindre un groupe de natation contribue également à créer un sentiment de communauté et d'opportunité sociale parmi les seniors, ce qui peut aider à réduire les sentiments d'isolement social et de dépression.

Nager brûle beaucoup de calories et travaille tous les principaux groupes musculaires, laissant les personnes âgées physiquement assez fatiguées pour faciliter l'endormissement, réduisent le stress et l'anxiété et renforcent leur santé mentale et physique.

Force Activité de base

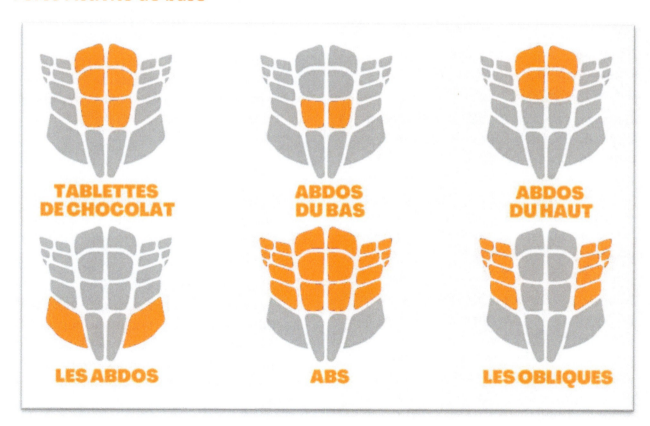

Décrivons notre noyau constitué **de 29 muscles différents**, comprenant toutes les connexions avec notre pelvis et notre colonne vertébrale, nos muscles obliques, nos muscles dorsaux supérieurs et inférieurs ainsi que nos fessiers, sont impliqués dans l'exécution de toute activité physique, du simple fait de prendre une boîte d'eau en montant les marches de la maison à la pratique de tout type de sport ou simplement marcher et respirer.

Notre noyau agit comme un stabilisateur corporel, nous permettant de poursuivre toutes les activités que notre vie impose au quotidien.

Le **noyau stabilise tout notre corps**, lui conférant un équilibre parfait et une posture droite.

Pratiquer des exercices de noyau tous les jours, en tant que personnes âgées, aide à prévenir les chutes, à réduire les douleurs dorsales et à maintenir une indépendance plus longue.

La réduction de la masse musculaire et osseuse est inévitable en vieillissant, mais en restant concentrés et actifs, nous pouvons retarder le processus de vieillissement.

Il est facile de mettre en place des séances d'entraînement régulières, heureusement, nous n'avons pas besoin d'une adhésion à une salle de sport ou d'un équipement de mode pour effectuer des exercices de noyau et nous pouvons les réaliser chez nous avec un simple tapis de sol, avec des résultats encourageants en termes de bien-être en seulement **30 jours.**

Renforcer notre noyau permet à notre corps de performer de la meilleure façon possible, avec un tronc stable, plus équilibré et une posture améliorée, des études ont montré que les chutes sont l'une des principales causes de blessures chez les personnes âgées.

Un noyau faible expose à davantage de possibilités d'avoir une mauvaise posture et une marche insécurisée.

La planche est l'un des meilleurs exercices de renforcement du tronc, pour exécuter une bonne planche, il faut s'allonger sur le ventre, les avant-bras reposant sur le sol.

En gardant le dos droit, nous contractons nos fessiers, nos quadriceps et nos abdominaux pour nous soulever du sol.

Continuer à appuyer sur nos avant-bras pour que notre abdomen inférieur et nos genoux ne touchent pas le sol.

Commencez à tenir la position pendant 20-30 secondes, puis reposez-vous pendant 1 minute sur le tapis et répétez l'exercice.

Ne vous inquiétez pas si les premières fois l'effort est important et les résultats peu nombreux... cela dépend de la persévérance et de la résistance, comme tout dans la vie.

Après plusieurs répétitions, vous sentirez votre force augmenter en même temps que votre confiance, il y a un chapitre dédié aux exercices de noyau dans les prochaines pages.

Les poses de flexibilité

La flexibilité est une caractéristique essentielle pour maintenir un bon état de santé et est particulièrement vitale pour les adultes plus âgés

Le sujet de la pratique d'exercices physiques ne se limite pas à notre mobilité quotidienne, nous permettant de bouger tous nos articulations avec fluidité et de remplir nos obligations quotidiennes sans nous sentir faibles et instables sur nos pieds.

Malheureusement, avec l'âge, notre flexibilité diminue, surtout si nous ne prenons pas soin de rester suffisamment actifs. Entretenir et prendre soin de sa flexibilité est lié à une meilleure posture, un équilibre sécurisé et à la réduction des risques de blessures tenaces.

Pour être flexible et bouger dans toute l'amplitude de mouvement, les articulations dépendent des tissus mous (muscles, tendons, ligaments et peau environnants) et de la capsule articulaire. De nombreux facteurs peuvent entraver ce mouvement, comme une affection anormale ou une maladie bénigne comme l'ostéoarthrite ou la polyarthrite rhumatoïde.

En termes médicaux, ce manque d'exercice/mouvement conduit à la fragmentation du collagène de nos tissus mous, entraînant une diminution de notre force et de notre masse musculaire, ce qui conduit à une plus grande rigidité.

Pour être honnête, lorsque nous vieillissons, nous passons simplement plus de temps assis et moins à bouger.

Les modes de vie sédentaires ont un impact sur notre santé et notre corps, et plus nous persistons dans ce comportement malsain, plus nous aurons bientôt à faire face aux pires conséquences.

L'un des meilleurs moyens de lutter contre les habitudes sédentaires est de passer plus de temps debout, en faisant tout ce qui est nécessaire pour s'assurer que nous bougeons plus, en pratiquant des activités qui sollicitent tout le corps.

Utiliser le corps de la manière dont il est censé l'être peut améliorer notre flexibilité, mais le principal enjeu est de combattre les batailles quotidiennes pour sortir de nos modes de vie sédentaires et confortables, donc faire de l'exercice est la clé pour rester positif, régulier et heureux.

Nous devrions tous savoir à quel point nous nous sentons mieux après avoir **étiré** notre corps.

Les **étirements** soulagent les tensions concentrées sur les muscles, favorisent une sensation immédiate de bien-être, un état d'esprit positif, un corps stable et un cerveau concentré.

Les étirements sont particulièrement efficaces sur les hanches, le cou, le dos et les jambes, où les muscles sont tendus et faibles en raison d'une posture incorrecte.

Question d'équilibre

En vieillissant, nous devenons "**plus paresseux**", moins actifs et les chutes sont plus fréquentes, ce qui entraîne des fractures.

La peur de retomber et le manque de confiance qui en découle conduisent à des problèmes qui affectent à la fois la santé mentale et physique. La peur de tomber peut conduire à une diminution de l'activité physique, accompagnée d'un déclin physique accru, augmentant le risque d'être plus sensible à de nouvelles maladies.

En termes scientifiques, il est nécessaire de préserver notre "performance à double tâche", c'est-à-dire lorsque l'attention d'une personne est divisée entre une tâche motrice et une tâche cognitive, comportement naturel de la vie humaine.

Les personnes âgées montrent une performance physique réduite sous stress cognitif ou lorsqu'elles sont engagées dans des tâches exigeant de l'attention.

Nous avons été conçus pour être multitâches, donc le secret pour ne pas manquer ces fonctions est de maintenir autant que possible notre activité physique et nos engagements cognitifs, surtout pendant notre troisième âge, car l'équilibre nécessite des ressources cognitives.

Les sens humains de base (le toucher, la vue, l'ouïe, l'odorat et le goût) travaillent ensemble pour nous aider à maintenir l'équilibre et l'équilibre postural.

En particulier, la vue, l'oreille interne et le sens du toucher travaillent ensemble dans le cerveau pour traduire les signaux neuronaux en mouvement à travers le système musculosquelettique humain.

Malheureusement, ces systèmes diminuent naturellement leur fonction à mesure que nous vieillissons.

Des études récentes affirment que renforcer le cou, le dos, les hanches et les jambes avec **10 minutes d'exercice doux quotidien** améliore l'équilibre, la confiance en mouvement et l'humeur positive.

Planifier des exercices sur mesure et quotidiens tels que des poses de yoga, des exercices doux, des squats et des planches est fortement recommandé pour les personnes âgées.

Les personnes âgées acquerront un nouvel état d'esprit en concentrant leurs efforts sur l'entraînement de la partie faible du corps, tout en atteignant le bien-être mental et physique.

Choix

Dans cette liste de conseils pour survivre au troisième âge, nous avons décidé de nous concentrer sur les avantages de la pratique quotidienne du yoga et des exercices physiques dans leurs innombrables applications.

Vous trouverez des informations, des explications et des exemples pratiques sur la façon de maintenir notre noyau et tous les systèmes musculaires qui y sont connectés, entraînés.

Il sera évident lors de la lecture comment toutes les disciplines liées au mouvement, à la construction musculaire, à la coordination de l'équilibre, à la relaxation mentale, à la stabilisation humorale et émotionnelle, sont interconnectées et nécessaires pour agir ensemble afin d'obtenir, de découvrir ou de redécouvrir notre bien-être psycho-physique tant attendu.

Le meilleur plan de conditionnement physique n'est pas seulement celui que nous nous sentons à l'aise de faire, mais celui que nous apprécions et que nous sommes susceptibles de faire régulièrement.

Chapitre 2
Yoga

Yoga est une ancienne discipline spirituelle qui vise à harmoniser l'esprit et le corps, connue dans le monde entier comme l'art de vivre en bonne santé, qui combine **respiration, mouvement** et **méditation**.

Cette discipline est née dans la vallée de l'Indus (Inde) il y a des milliers d'années, bien avant la

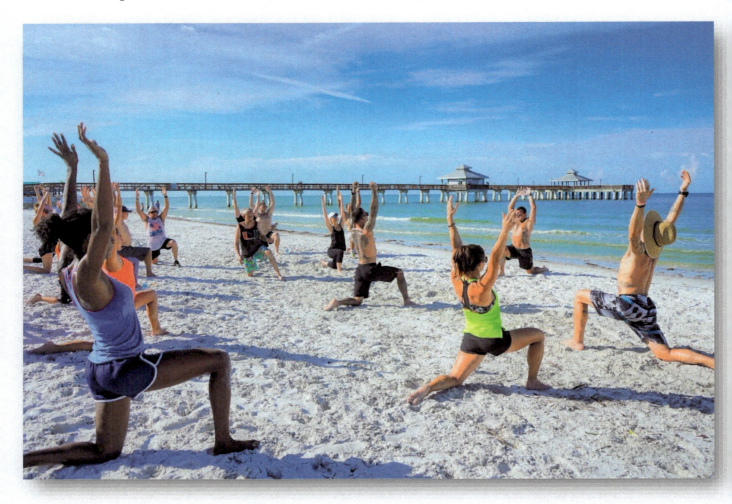

naissance des premières religions ou systèmes de croyance.

Yoga signifie "**union**" (de l'individu avec la conscience universelle, par exemple de l'homme avec la nature) et peut aider à gérer le stress, soulager la dépression et l'anxiété, améliorer l'humeur et la qualité du sommeil.

En outre, le yoga a été prouvé pour augmenter la **flexibilité**, améliorer **l'équilibre** et la **coordination**, réduire la douleur et augmenter la **force.**

Prendre sa première leçon de yoga même si on est âgé (autour ou plus de 50 ans), ne doit pas être intimidant si l'on sait à quoi s'attendre.

Une séance de yoga typique dure 45 minutes, en fonction du maître yogi et du style, elle commence souvent par un centrage sur la respiration, se poursuit avec des poses connues sous le nom d'asanas, et se termine parfois par une méditation pour se détendre.

La meilleure façon de progresser dans l'art du yoga est de le pratiquer, alors n'ayez pas peur de vous y mettre après avoir étudié un peu.

Respirer

Le yoga met un fort accent sur la respiration, ce qui, selon les preuves, peut vraiment être utile et fondamental pour votre santé.

La partie la plus difficile est de se présenter, mais si vous pouvez simplement maîtriser la respiration, vous pratiquez.

Un protocole guidé quotidien de respiration de yoga pourrait aider à développer une force accrue, une capacité à faire face au stress quotidien, à l'anxiété et à retarder le processus de vieillissement.

Styles

Que vous cherchiez à devenir plus fort et plus souple ou que vous souhaitiez simplement vous détendre et calmer votre esprit, le yoga peut vous aider.

Cependant, avec des dizaines de styles différents existants, il peut être difficile de savoir quel type convient le mieux à vous.

N'oubliez pas qu'une considération clé est votre condition physique et votre niveau de forme.

Consultez toujours votre médecin de famille avant de commencer un nouvel exercice.

Hatha : Ce n'est pas vraiment un style spécifique, hatha est un terme générique qui englobe toutes les formes de yoga qui se concentrent sur les postures physiques. Mais dans la plupart des cas, les cours annoncés comme hatha yoga présentent une série lente de postures assises et debout. Ils sont généralement axés sur l'étirement et la respiration, et non sur l'augmentation de votre fréquence cardiaque ou sur la capacité à mettre votre jambe derrière votre tête. C'est pourquoi de nombreuses personnes considèrent que hatha est le meilleur type de yoga pour les débutants.

Iyengar : Le yoga Iyengar est méthodique et précis, avec une forte emphase sur la forme appropriée. Les pratiquants sont encouragés à utiliser des accessoires tels que des coussins, des sangles, des blocs et des planches inclinées pour les aider à obtenir la bonne posture. Comme les accessoires permettent toutes sortes de modifications, c'est un bon style de yoga pour les seniors atteints d'arthrite ou d'autres affections chroniques.

Yoga sur chaise : Le yoga sur chaise est une pratique douce qui se déroule assis avec l'aide d'une chaise. Les leçons de yoga sur chaise sont destinées aux personnes ayant des handicaps physiques ou aux personnes d'un certain âge qui trouvent une séance de yoga typique trop difficile. C'est également une forme de yoga idéale pour les débutants ou toute personne ayant besoin d'une pratique en douceur. Le yoga sur chaise peut même être intégré à une classe de Hatha yoga pour aider les personnes âgées ayant des difficultés à se lever ou à s'asseoir sur le sol.

Réparateur : Le yoga réparateur est une forme de yoga lente et méditative conçue pour libérer les tensions passivement, sans étirement. Des accessoires sont utilisés pour soutenir complètement le corps et les postures sont maintenues pendant une longue période, parfois jusqu'à 10 minutes. Le yoga réparateur est le meilleur type de yoga pour les personnes âgées qui souhaitent cultiver la détente et la satisfaction. Il n'est pas rare que les gens s'endorment en cours.

Yin : Comme le yoga réparateur, le yoga yin est lent et se concentre sur la tenue des postures pendant une longue période. La différence entre le yoga yin et le yoga réparateur est que le yoga réparateur ne comporte aucun étirement actif, tandis qu'en yoga yin, vous travaillez sur l'étirement de vos tissus conjonctifs profonds. La pratique régulière du yoga yin peut aider à soulager la raideur et à améliorer la flexibilité.

Vinyasa : C'est un terme général pour les styles de yoga qui impliquent la coordination de la respiration avec une série de mouvements continus qui s'enchaînent les uns aux autres. Le rythme peut varier, mais les routines sont souvent très fluides et rapides. Le vinyasa met l'accent sur les transitions entre les postures autant que sur les postures elles-mêmes. Certaines personnes le comparent à la danse. Le vinyasa yoga est difficile dans le sens où il tend à être physiquement exigeant, mais les personnes âgées raisonnablement en forme peuvent apprécier le défi.

Ashtanga : Rapide et physiquement exigeant, l'ashtanga comprend un ensemble prédéterminé de postures qui sont effectuées de la même manière à chaque fois. C'est une activité intense et acrobatique qui augmente votre fréquence cardiaque et votre circulation, c'est pourquoi certaines personnes disent que l'ashtanga est le meilleur type de yoga pour perdre du poids. Bien qu'il ne soit généralement pas recommandé aux débutants, certains adultes plus âgés le trouvent très bénéfique.

Kundalini : Connue sous le nom de "yoga de la conscience", la Kundalini peut être attrayante pour les seniors qui sont profondément intéressés par les composantes spirituelles ainsi que physiques du yoga. Elle combine des postures physiques, des exercices de respiration, de la méditation et du chant.

Jivamukti : Ce style de yoga est apparu dans les années 1980 dans l'un des studios de yoga les plus connus de New York City. Les fondateurs de Jivamukti, David Life et Sharon Gannon, ont été influencés par la rigueur de l'Ashtanga yoga combinée à des chants, de la méditation et des enseignements spirituels. Ils ont formé de nombreux professeurs qui ont diffusé ce style de yoga dans des studios et des salles de sport, principalement aux États-Unis et en Europe.

Les cours de Jivamukti sont physiquement intenses et comprennent souvent un thème inspirant sélectionné par l'enseignant.

Forrest : Basé à Santa Monica, en Californie, le Forrest Yoga est la méthode enseignée par Ana Forrest. L'exécution de séquences d'asanas vigoureuses est destinée à renforcer et purifier le corps et à libérer les émotions et les douleurs refoulées pour encourager la guérison des blessures physiques et émotionnelles. Attendez-vous à un entraînement intense avec une emphase sur le renforcement abdominal, les inversions et la respiration profonde.

Kripalu : Kripalu est à la fois un style de yoga et un centre de retraite situé à Stockbridge, dans le Massachusetts. Kripalu est une pratique de yoga avec une approche compatissante et une emphase sur la méditation, la guérison physique et la transformation spirituelle qui se répercute dans la vie quotidienne. Elle se concentre également sur la recherche intérieure et le mouvement à son propre rythme, ce qui en fait une bonne pratique pour les personnes ayant une mobilité limitée en raison de l'âge, du poids, de la maladie ou de la blessure.

Intégral : Intégral est un style de yoga hatha doux basé sur les idées et les principes de Sri Swami Satchidananda, qui cherchait à donner à ses disciples des directives pour améliorer leur vie. Dans une tentative d'intégrer l'esprit, le corps et l'âme, les cours incluent également des pratiques de pranayama, de chant et de méditation.

Moksha/Modo : Le hot yoga Moksha a été fondé au Canada en 2004. En 2013, ils ont changé le nom de leurs studios affiliés aux États-Unis en Modo Yoga. Les deux styles sont basés sur une série de 45 poses effectuées dans une pièce chauffée. Les studios sont tenus de respecter des normes de construction et de nettoyage respectueuses de l'environnement et de favoriser un sentiment de communauté pour leurs étudiants.

Le Yoga de Puissance : Au milieu des années 1990, plusieurs professeurs éminents bien formés au yoga traditionnel cherchaient des moyens de rendre le yoga de flux accessible à un plus grand nombre de personnes. Les cours qui en ont résulté sont devenus connus sous le terme générique de Yoga de Puissance.

Le Yoga de Puissance a été initialement influencé par l'intensité de l'Ashtanga, mais permettait des variations dans la séquence des postures à la discrétion du professeur. Les cours de Yoga de Puissance contemporains sont essentiellement des vinyasas vigoureux.

Sivananda : Le premier centre de Yoga Vedanta Sivananda a été fondé en 1959 par Swami Vishnu-Devananda, disciple de Swami Sivananda. Il existe maintenant près de 80 emplacements dans le monde entier, y compris plusieurs ashrams. Le yoga Sivananda est basé sur cinq principes, notamment les pratiques d'asana, de pranayama et de méditation. La maîtrise de douze postures soigneusement sélectionnées est au cœur de cette pratique.

Anusvara : Fondée en 1997 par John Friend, Anusara combine une forte emphase sur l'alignement physique avec une philosophie positive basée sur la croyance en l'intrinsèque bonté de tous les êtres. Les cours sont généralement légers et accessibles, souvent axés sur l'ouverture du cœur.

Malheureusement, Friend n'est plus associé à Anusara en raison de ses indiscrétions personnelles. Anusara est maintenant une école de yoga dirigée par des professeurs et Friend a lancé un nouveau style de yoga appelé Sridaiva (voir ci-dessous).

Baptiste Power Vinyasa : Baron Baptiste est un innovateur en yoga de puissance qui a étudié de nombreux styles différents de yoga, arts martiaux et méditation avant de créer sa propre méthode de yoga unique, Baptiste Power Vinyasa.

Son style est basé sur 5 piliers : vinyasa, ujjayi pranayama, chaleur, uddiyana bandha et drishti. Les cours, qui sont enseignés dans une salle chauffée, sont généralement forts et suants.

Bikram/Yoga Chaud : Le yoga chaud a été pionné par Bikram Choudhury, dont le nom est devenu synonyme de cours de yoga enseignés dans une salle chauffée à 35 à 40 degrés Celsius. La chaleur facilite le relâchement des muscles tendus et une transpiration abondante, considérée comme purifiante. La méthode Bikram est une série de 26 poses, mais toutes les classes chaudes n'utilisent pas nécessairement cette série.

Que porter ?

Choisissez des pantalons ou des shorts confortables et extensibles ainsi qu'un haut près du corps qui ne remontera pas sur votre tête à chaque fois que vous effectuez une inversion.

Vous n'aurez pas besoin de chaussures spéciales car nous pouvons faire des exercices pieds nus, mais il est également suggéré de porter une paire de chaussettes avec des grips sur le dessous pour éviter que vos pieds ne glissent sur votre tapis.

Où commencer ?

Tous les curieux et les étudiants aspirants (vous pouvez être étudiant à tout âge) peuvent découvrir la pratique simplement en suivant un tutoriel en ligne. Mais ce n'est pas la seule façon d'aborder la pratique :

À la maison : avec les services de vidéo en streaming, les smartphones, les chaînes YouTube dédiées, vous pouvez accéder à une classe en ligne presque n'importe où. Les cours en ligne ou les DVD sont une excellente option abordable pour ceux qui préfèrent se familiariser avec la pratique avant d'assister à une classe.

Les gymnases : aujourd'hui, plusieurs gymnases offrent des cours de yoga. Si vous avez déjà une adhésion à un gymnase, vous pouvez souvent accéder aux cours sans frais supplémentaires. Beaucoup de ces instructeurs sont très qualifiés, bien que vous puissiez également obtenir plus d'informations sur les meilleurs cours de yoga de maître en ville simplement en surfant sur des sites web professionnels.

Les studios de yoga : ce sont généralement le siège de maîtres yogis qualifiés qui se concentrent principalement sur le yoga, ils offrent une large gamme de cours à différentes heures tout au long de la journée, une situation idéale pour les personnes qui ont l'intention d'atteindre un niveau élevé de perfectionnement.

Le yoga est explicite en soi : respectez l'instructeur, respectez votre flux intérieur et respectez vos camarades de classe.

La plupart des cours de yoga suivent un script similaire, bien que les détails varient en fonction du type de yoga que vous pratiquez et du niveau d'instruction. Dès que vous entrez dans votre premier cours (en ligne ou en présentiel), voici à quoi vous pouvez vous attendre.

Démarrage. Rejoignez quelques minutes en avance afin d'avoir le temps de préparer votre espace, en particulier si c'est votre première fois. Vous pourriez avoir besoin de quelques minutes pour trouver la concentration et la confiance en soi avant le début de la leçon.

Emplacement. À la maison, au gymnase ou au studio, préparez votre espace et enlevez vos chaussures. Posez votre tapis de manière à ce qu'il soit orienté dans la même direction que celui des autres élèves. Préparez-vous à isoler votre esprit et à éteindre votre téléphone.

Détente. Allongez-vous et préparez votre esprit, approfondissez votre respiration et tournez votre attention vers l'intérieur en attendant le début du cours.

Flux. Les maîtres commencent généralement par des exercices de respiration de base et des poses plus lentes et plus méthodiques pour vous aider à vous échauffer, ou peuvent vous guider dans une série de "om", de chants ou de méditations guidées avant de commencer les poses physiques.

Ensuite, ils augmentent la vitesse et l'intensité, avant de ralentir progressivement et d'effectuer des étirements plus profonds. Beaucoup de cours se terminent par des poses assises, puis couchées, pour finir avec Svanasana, ou "pose du cadavre", une période importante de relaxation où votre corps intègre tout ce qu'il a appris avant de retourner à la vie quotidienne.

Respiration profonde. Les derniers exercices de respiration sont un rappel utile pour rester concentré sur la respiration et utiliser cette pratique pour trouver un soulagement et une clarté.

Prenez le temps d'élaborer votre expérience, ce que vous avez aimé ou pas aimé, rappelez-vous si les instructions du maître étaient appropriées pour votre niveau de capacité et votre âge. Avec ces informations, vous pouvez décider de continuer à assister au même cours à l'avenir ou de changer et d'essayer quelque chose de différent.

Connaître vos limites

L'entraînement et le yoga sont un choix très personnel.

Ce qui est sûr et efficace pour une personne peut ne pas l'être pour une autre. Bien que la plupart des poses de yoga soient complètement sûres, il est important d'écouter votre corps et de définir vos propres limites au fur et à mesure.

Par exemple, si vous avez des problèmes de bas du dos, vous devrez peut-être demander à votre professeur des modifications de poses de base comme la pose avant en position debout ou la pose de la charrue.

Et si vous commencez une pratique de yoga à domicile, il est particulièrement important d'éviter les poses les plus risquées pour vous en tant que débutant, afin de ne pas essayer quelque chose pour lequel vous n'êtes pas prêt.

Bien que des poses comme **le handstand et le crow** soient populaires sur Instagram, cela ne signifie pas que vous êtes prêt à les essayer.

De nombreuses poses de yoga nécessitent une force et un équilibre substantiels qui prennent du temps à développer. Commencez par développer une pratique de base et donnez-vous le temps de progresser à partir de là.

Si vous avez du mal à suivre des pratiques plus longues, ne soyez pas embarrassé. De nombreux nouveaux yogis sont surpris par la difficulté du yoga.

Prenez des pauses en position de l'enfant chaque fois que vous en avez besoin et, si vous le souhaitez, pratiquez des poses de yoga pour débutants conçues pour vous aider à renforcer votre corps lorsque vous avez quelques minutes seuls.

Avant même de vous en rendre compte, vous pourrez suivre tout un cours comme un champion.

Mythes

Yoga n'est pas une religion.

Yoga n'est pas "trop difficile" ou "trop facile".

Yoga n'est pas réservé aux hippies végétariens.

.

Yoga est pour tout le monde, à tous les niveaux, à tous les âges et le yoga peut s'adapter à tous les modes de vie.

Si vous êtes ouvert à essayer la pratique, vous pourriez découvrir à quel point le yoga peut être inclusif et inspirant.

Il y a beaucoup de mythes entourant la pratique du yoga, mais ce ne sont que des mythes, pas la réalité.

Les cours de yoga ne sont pas réservés aux personnes se définissant comme féminines.

Vous n'avez pas besoin d'être flexible pour commencer le yoga, vous pouvez probablement devenir plus flexible dans vos mouvements corporels après avoir assisté à des cours de yoga pendant un certain temps

Chapitre 3
Exercices de base pour les seniors

Nous ne sommes jamais trop vieux pour récolter les fruits de l'entraînement.

Pour les seniors qui recherchent un moyen sûr et efficace d'améliorer leur santé physique et leur bien-être général, les pratiques d'étirement, de respiration et de méditation peuvent être une excellente solution.

En effet, comme vous le verrez, faire régulièrement de l'exercice peut entraîner une multitude de bienfaits pour les adultes plus âgés, allant d'une plus grande flexibilité et d'un meilleur équilibre à une réduction du stress et à un sommeil de meilleure qualité.

Des études récentes mettent en évidence les forts avantages des exercices de base pour les seniors et décrivent plusieurs des meilleurs types d'entraînements pour les hommes et les femmes plus âgés (y compris la discipline de plus en plus populaire de l'exercice de renforcement de base).

Étant donné que les postures peuvent facilement être modifiées ou adaptées pour répondre aux besoins individuels, l'entraînement de base est sûr pour les seniors de tous les niveaux de condition physique ou de capacité.

En fait, il peut être un excellent moyen de garder votre corps fort et en bonne santé sans le stress articulaire qui vient d'autres activités comme l'haltérophilie ou la course à pied. Et il n'est jamais trop tard pour commencer : vous pouvez commencer l'exercice de base à tout âge.

Seniors devraient absolument faire de l'exercice physique.

De nombreuses personnes ayant des horaires chargés ne trouvent le temps de s'entraîner qu'après un événement négatif dans leur vie.

Bien que la tendance soit de devenir plus sédentaire, il peut être utile de trouver du temps pour adopter des habitudes saines qui peuvent prévenir les maladies et favoriser la longévité.

Assister régulièrement à une classe de fitness permet également d'établir un sentiment de communauté et d'amitié avec les instructeurs et les autres élèves, même avec les cours en ligne.

Ces types de liens sociaux se sont révélés être étonnamment importants pour maintenir une bonne santé et un bien-être à mesure que nous vieillissons.

Les avantages de l'exercice de base pour les seniors sont sensiblement les mêmes que pour la population générale : maintien/augmentation de la tonicité musculaire, de l'équilibre (ce qui est particulièrement important), de la force, et amélioration de l'humeur.

En introduisant la respiration, la capacité pulmonaire est augmentée, et même notre posture peut s'améliorer. Si nous éprouvons une rigidité corporelle, l'entraînement peut également aider à la contrer.

Mais gardez à l'esprit que ces bonnes sensations ne viendront pas après une seule séance d'entraînement. Assister régulièrement à un entraînement quotidien et adapté nous permettra de profiter d'une des expériences de bien-être les plus restauratrices.

Mobilité plus

Meilleur équilibre : l'entraînement pour les seniors se concentre sur le renforcement des muscles abdominaux et l'amélioration de la stabilité de votre centre. Cela peut vous aider à être plus stable sur vos pieds.

Amélioration de la flexibilité : l'exercice physique peut être fantastique pour l'étirement. Tenir une pose pendant plusieurs respirations encourage nos muscles et tissus conjonctifs à se détendre et se relâcher, ce qui aide à augmenter notre amplitude de mouvement.

Des recherches ont montré récemment que l'exercice régulier et engageant peut considérablement améliorer la flexibilité globale, ainsi que la concentration et l'humeur.

Respiration renforcée : les pratiques de contrôle de la respiration (connues en yoga sous le nom de pranayama) peuvent élargir notre capacité pulmonaire et améliorer notre santé pulmonaire. Une étude publiée dans le Journal of Human Kinetics a montré que les femmes âgées qui ont pratiqué un entraînement régulier chaque jour pendant 12 semaines ont vu une amélioration significative de la force corporelle et du bien-être général.

Os plus solides : en parlant d'os fragiles et d'ostéoporose, pour les femmes et les hommes plus âgés, une routine d'entraînement de base régulière qui comprend des postures supportant le poids du corps peut aider à renforcer les os.

Réduction de l'anxiété et du stress : grâce aux activités physiques, à la respiration et à la méditation pleine conscience, nous sommes encouragés à nous concentrer sur l'instant présent et à trouver un sentiment de paix, qui peut diminuer les niveaux de l'hormone de stress cortisol et nous aider à soulager les symptômes de stress.

Dans une enquête menée par les Santé Publique France, plus de **85 %** des personnes qui ont suivi une routine d'entraînement quotidienne ont déclaré avoir ressenti une réduction de l'anxiété.

Meilleur sommeil : les exercices physiques aident à atténuer les troubles du sommeil, qui sont des plaintes courantes chez les personnes âgées.

Une étude récente portant sur des adultes de plus de 60 ans souffrant d'insomnie et ayant participé à des séances quotidiennes d'entraînement à domicile a révélé qu'après **3 mois** de thérapies alternatives et de mouvements doux quotidiens, le groupe a fait état d'améliorations significatives de la durée et de la qualité globale du sommeil, ainsi que de sa bonne humeur retrouvée.

Amélioration de la posture et réduction des douleurs dorsales : les muscles centraux sont responsables de notre maintien debout, si ces muscles sont faibles, nous avons tendance à nous avachir, ce qui cause des douleurs et des inconforts dorsaux.

Les exercices pour renforcer les muscles centraux aideront à maintenir notre tronc droit et à éviter de nous avachir.

Le type d'entraînement le plus approprié dépendra de votre âge, de votre niveau de condition physique actuel et de votre capacité physique.

Si vous commencez à faire de l'exercice pour la première fois (ou après une longue pause) ou si vous avez déjà perdu une quantité significative de tonicité musculaire et de flexibilité, vous devriez commencer par une pratique très douce.

Renforcement des muscles du tronc

Le processus de vieillissement rend l'exercice physique et la vie quotidienne plus difficiles.

Si nous voulons continuer à marcher ou à faire du vélo, jouer avec nos petits-enfants et conserver notre indépendance quotidienne, nous devons maintenir notre corps en bonne forme.

Un noyau faible peut limiter considérablement ces activités.

Intégrer des exercices de renforcement des muscles centraux pour les personnes âgées dans notre routine quotidienne est le moyen intelligent d'atteindre nos objectifs.

Des études récentes ont montré qu'un adulte plus âgé est traité après une chute toutes les 11 secondes. Renforcer votre noyau vous rendra moins susceptible de subir ces chutes ennuyeuses, votre équilibre et votre stabilité s'amélioreront.

Un noyau fort signifie également avoir une meilleure posture, ce qui peut soulager les douleurs lombaires et nous rendre moins sujets à d'autres blessures musculaires.

Des chercheurs en "médecine du sport" ont conclu que l'entraînement de la force du noyau peut augmenter la force de 30% en moyenne et la performance de l'équilibre et des fonctions de 23% chez les seniors.

L'entraînement de la force du noyau améliore les mouvements de rotation de la colonne vertébrale.

Les gens pensent généralement que les muscles abdominaux "six-pack" font partie du noyau. Bien qu'ils fassent partie du noyau, ce n'est pas tout ce dont est composé le noyau. En fait, le noyau s'étend de la cage thoracique jusqu'au bassin et même plus bas.

Les muscles du noyau se trouvent à la cage thoracique inférieure et s'étendent jusqu'aux fesses.

Les longs muscles abdominaux rectus abdominis à l'avant, les obliques internes et externes sur les côtés et une ceinture plate appelée le transverse de l'abdomen.

Un groupe de muscles, "**le muscle érecteur de la colonne vertébrale**", nous permet de nous tenir droit, les muscles glutéaux dans les fesses nous permettent d'étendre nos jambes, de marcher, de monter des escaliers et de faire des mouvements quotidiens.

Dans la région du bassin, les muscles iliaque et psoas nous permettent de lever les jambes et de nous tenir stable, et le muscle Quadratus lomborum, un long muscle de chaque côté, nous permet de nous pencher sur le côté et en arrière.

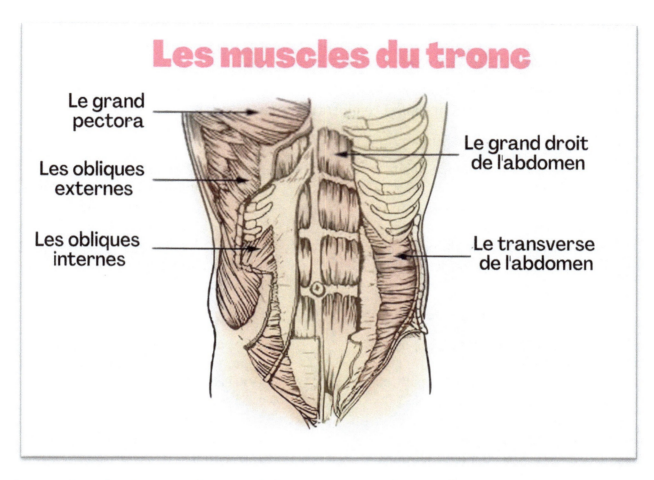

Les exercices physiques réguliers sont indispensables pour bien vieillir. Les muscles du noyau sont situés le long de notre tronc et sont responsables de soutenir notre bas du dos, de maintenir notre équilibre pendant la marche ou la course douce, et de maintenir notre posture debout.

Le moyen le plus simple de s'entraîner est d'utiliser notre propre corps. Où que nous soyons, il existe de nombreux exercices corporels qui peuvent nous aider à augmenter notre force, à brûler des calories et à trouver un soulagement.

En passant d'un exercice à l'autre, avec peu ou pas de repos, en maintenant notre fréquence cardiaque élevée, nous pouvons stimuler notre métabolisme et améliorer notre humeur.

Choisissez le type d'entraînement qui vous convient le mieux : cardio, entraînement en force ou un mélange des deux.

Pour le cardio, préférez les exercices avec différents niveaux de puissance. Vous pouvez peut-être alterner un exercice à haute intensité (comme les jumping jacks ou les burpees) avec un mouvement plus facile (comme marcher sur place).

Pour l'entraînement en force, choisissez des mouvements de poussée, de traction, avant et arrière des jambes et des muscles du noyau, tels que des squats, des fentes, des pompes et des dips.

Les débutants peuvent commencer par des séries de 45 à 60 secondes ou 8 à 16 répétitions, tandis que les personnes qui ont déjà une expérience intermédiaire ou avancée peuvent opter pour des séries de 60 à 90 secondes ou 20 répétitions ou plus.

Mettez en place une minuterie ou utilisez une montre, écoutez de la musique motivante ou regardez le meilleur tutoriel en ligne et commencez à vous échauffer.

Exemple d'exercices cardio pour les personnes âgées :

- 60 sec : Marche sur place pour s'échauffer
- 60 sec : Lever les genoux haut et balancer les bras
- 60 sec : Courir sur place, en poussant les bras au-dessus de la tête
- 60 sec : Genoux hauts
- 60 sec : Plie-jacks lents et contrôlés
- 60 sec : Jumping jacks réguliers
- 60 sec : Marche sur place
- 60 sec : Patineurs
- 60 sec : Mountain climbers
- 60 sec : Marche sur place

Exemple d'exercices de renforcement musculaire pour les personnes âgées :

- 60 sec : Marche sur place pour s'échauffer
- 60 sec : Squats : 10-15 répétitions
- 60 sec : Fentes arrières : 8 répétitions sur chaque jambe
- 60 sec : Pompes : 8 à 10 répétitions
- 60 sec : Dips : 8 à 10 répétitions
- 60 sec : Marche avec les bras au-dessus de la tête : 8 à 10 répétitions
- 60 sec : Soulèvements latéraux de jambes : 8 à 10 répétitions
- 60 sec : Plank
- 60 sec : Pont fessier : 8 à 10 répétitions
- 60 sec : Extensions dorsales : 8 à 10 répétitions

Pour les personnes âgées, une approche suggérée pour renforcer votre noyau est de travailler plusieurs groupes musculaires en même temps, comme soulever notre poids corporel et escalader en nature.

Les individus qui ne s'entraînent pas régulièrement pour le noyau, doivent se concentrer sur la bonne manière de faire de l'exercice et augmenter lentement le nombre de fois à le faire pour éviter des effets secondaires désagréables.

Toujours s'échauffer avant de renforcer, comme mentionné ci-dessus : marcher sur place, bouger les bras pour favoriser la circulation sanguine. Après l'entraînement, n'oubliez pas d'étirer les muscles, en portant une attention particulière aux fléchisseurs de la hanche (région pelvienne) et aux muscles ischio-jambiers (région des cuisses arrière).

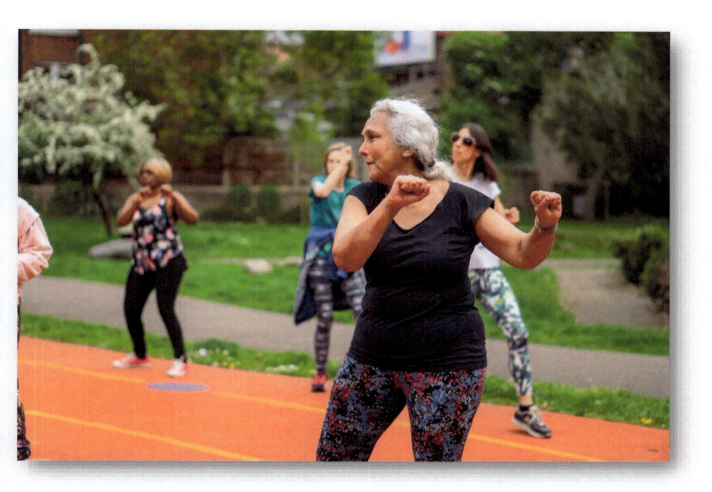

ENTRAÎNEMENT DE RENFORCEMENT DU TRONC

La dégradation naturelle du tissu musculaire **du tronc** commence en réalité dès la mi-trentaine.

Nous pourrions ne pas le remarquer à ce moment-là, mais sans un entraînement régulier de résistance, la force du tronc aura probablement diminué au point de rendre la vie quotidienne plus difficile une fois atteint l'âge de 50 ans.

Sans un entraînement régulier de renforcement musculaire, les fibres musculaires du tronc rétrécissent et deviennent moins flexibles.

Puisque les muscles abdominaux servent d'ancrage pour notre colonne vertébrale, lorsque ces muscles sont faibles, nous sommes plus susceptibles de subir des blessures et des douleurs dorsales.

Le problème peut s'aggraver si nous portons un excès de poids, avons une mauvaise posture ou sommes atteints d'une maladie telle que l'arthrite ou l'ostéoporose.

Pour ceux qui se remettent d'une chute ou qui souffrent de douleurs dorsales quotidiennes, il n'est pas nécessaire de les convaincre qu'un tronc fort est important.

Le défi consiste à convaincre ceux qui se sentent en bonne santé et indépendants qu'il est important de consacrer du temps chaque semaine à l'entraînement de leurs muscles du tronc.

Ce groupe peut ne pas encore ressentir le risque, mais il est bien présent. Une chose qui peut aider est une compréhension réaliste de ce que la force et la stabilité du tronc signifient vraiment.

Et surtout, pourquoi il est important d'investir du temps et de l'énergie pour les maintenir.

Il est important pour les personnes âgées de comprendre l'impact que la force et la stabilité des muscles du tronc ont sur leur qualité de vie quotidienne.

En tant que point de liaison central entre le bas et le haut du corps, la force des muscles du tronc affecte notre capacité à soulever, atteindre, tourner et plier.

Si ces muscles sont autorisés à se détériorer et à s'affaiblir, même se tenir debout droit deviendra un défi, et le risque de chute augmentera considérablement.

De même, la stabilité des muscles du tronc affecte la capacité à maintenir la colonne vertébrale soutenue pendant toute activité donnée.

Marcher dans une pièce, jouer au golf, jouer avec ses petits-enfants, pelleter une allée ou pousser un chariot d'épicerie - toutes ces activités nécessitent une stabilité du tronc. Sans cela, la vie indépendante devient plus difficile et il y a un risque élevé de blessure.

Les muscles du tronc ont un impact sur notre façon de bouger, si nous voulons rester en bonne santé, nous devons entraîner ces muscles quotidiennement.

Il ne faut jamais cesser de rappeler que tous les muscles du tronc sont forts, ils soutiennent et stabilisent la colonne vertébrale, rendant les mouvements quotidiens plus faciles, et il est prouvé de manière significative qu'un tronc fort nous rend moins susceptibles de de faire des chutes liées à l'équilibre.

En salle de sport, rien n'est plus efficace pour les personnes âgées qu'un programme de renforcement du tronc.

En dehors de la salle de sport, plusieurs exercices sont excellents pour renforcer les muscles du tronc et peuvent être exécutés pratiquement n'importe où.

5 choses à faire absolument

Contraction abdominale :

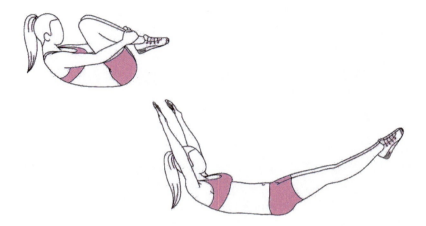

Tenez-vous debout avec une posture droite et redressez vos épaules autant que possible. Ensuite, tirez votre nombril vers votre colonne vertébrale. Vous devriez sentir que vos muscles abdominaux se resserrent et vous aident à maintenir une position parfaitement droite. Il faudra du temps pour améliorer cette posture et pour entraîner votre ceinture abdominale. Pratiquez cet exercice plusieurs fois par jour jusqu'à ce que vous le fassiez naturellement, sans même vous en rendre compte.

Chiens-oiseaux :

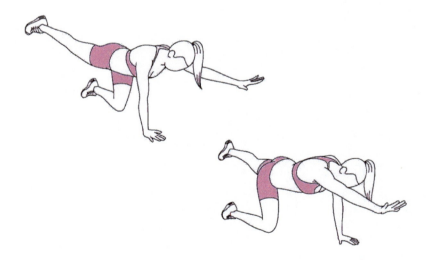

Mettez-vous à genoux sur un tapis, à quatre pattes. Étirez un bras vers l'avant, rentrez vos abdominaux et étendez la jambe opposée derrière vous. Répétez ce mouvement 8 à 12 fois avant de changer de côté. Les muscles sollicités sont ceux de la ceinture abdominale et du dos.

Rotation du buste :

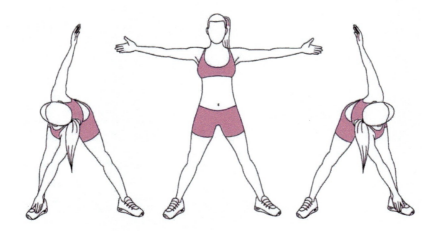

Tenez-vous debout avec les pieds légèrement plus écartés que la largeur des épaules et levez les bras sur les côtés. Pliez et tournez le torse vers la droite, en touchant le pied droit avec la main gauche. Revenez à la position de départ et répétez de l'autre côté.

Ponts :

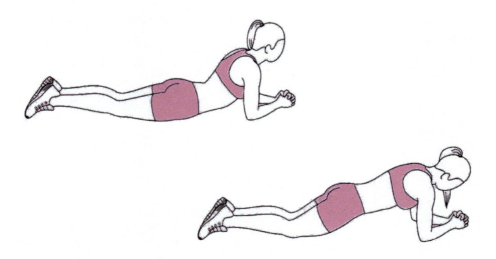

Commencez en position allongée sur le dos et soulevez les fesses du sol en créant de la rigidité de la cage thoracique jusqu'au bassin, en passant par le nombril et le dos. Toutes les régions du corps sollicitées doivent devenir solides, créant ainsi une contraction de tous les muscles utilisés.

Marche sur la corde raide :

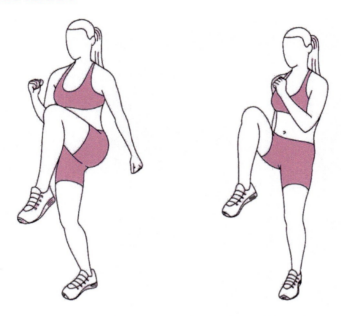

Cet exercice est fortement recommandé pour améliorer l'équilibre, la posture et la force de la ceinture abdominale. Il est également simple à réaliser et ne nécessite aucun équipement. Tendez vos bras droits le long de votre corps et assurez-vous qu'ils sont parallèles.

Marchez en ligne droite et faites une pause de 1 à 2 secondes chaque fois que vous soulevez votre pied du sol. Pour que cet exercice soit efficace, concentrez-vous sur un point au loin, cela vous aidera à garder la tête droite et à maintenir votre équilibre.

2ème partie

"La force ne vient pas, ne vient pas de ce que vous pouvez faire. La force vient du fait de surmonter des choses que vous pensiez ne pas pouvoir faire."

Chapitre 4
Équipements

Le "plus difficile" travail à accomplir avant d'assister à la première séance...

c'est sans aucun doute de savoir ce dont nous avons vraiment besoin d'acheter comme tenue de débutant, l'industrie continue de développer tellement de vêtements et d'équipements, que nous pourrions nous sentir perdus, finissant par dépenser des centaines de dollars avant de mettre les pieds dans notre cours.

Voici quelques conseils.

Équipement de base pour les entraînements et le yoga

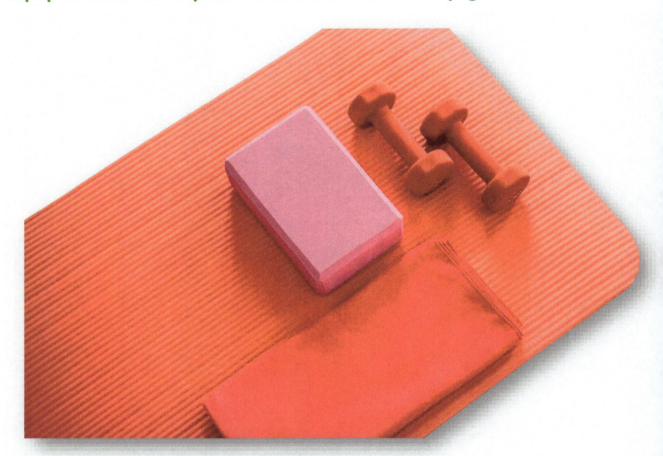

Tenue vestimentaire

Un conseil simple... commencez par porter des vêtements de sport confortables et respirants que vous avez déjà sous la main, et achetez les articles de base pour ce qui vous manque.

Commencez à suivre des tutoriels en ligne prouvés et ne vous préoccupez pas si on vous recommande de vous habiller comme une star d'Hollywood, vous n'avez pas besoin de réaliser un film sur la pratique du fitness, vous devez améliorer votre entraînement pour vous sentir mieux.

En bas : une paire de pantalons solides de couleur foncée suffit pour commencer. Associez ces pantalons ajustés à une grande variété de hauts. Si les pantalons serrés ne sont pas à votre goût, recherchez des pantalons de style jogging ou les populaires pantalons de style sarouel qui ont des élastiques autour des chevilles, ils resteront en place pendant toute votre pratique.

En haut : il est important de porter des hauts ajustés, de sorte qu'ils ne s'envolent pas sur votre tête lors des flexions avant. Un matériau qui évacue l'humidité est utile, surtout si vous avez tendance à transpirer beaucoup.

Soutien-gorge de sport : en tant que femme, assurez-vous de porter un soutien-gorge de sport. Bien que les exercices au sol soient généralement une activité à faible impact, un soutien-gorge de sport approprié peut vous aider à rester en place pendant que vous passez d'une posture à l'autre, rendant votre entraînement plus confortable.

Bandeaux : homme ou femme, si vous avez les cheveux longs, vous devez les fixer en place avant de commencer l'entraînement pour éviter que des mèches tombent dans vos yeux et votre visage. Un élastique ou un bandeau de base devrait faire l'affaire.

Chaussettes : il est préférable de faire des exercices sur un tapis pieds nus, mais vous pouvez également utiliser une paire de chaussettes avec des grips sur le dessous pour garder vos pieds couverts tout en maintenant une bonne traction.

Tapis de yoga : dans les salles de sport et les studios de yoga, il est courant d'utiliser un tapis de yoga, il aide à définir votre espace personnel et, surtout, il crée une traction pour vos mains et vos pieds, afin que vous ne glissiez pas, surtout lorsque vous commencez à transpirer un peu.

Les salles de sport fournissent généralement des tapis et les studios les louent, généralement pour un ou deux dollars par cours.

Pour la pratique à domicile, vous pouvez envisager d'acheter le vôtre, un tapis professionnel peut être cher, souvent autour de 50 à 90 euros, mais il est facile de trouver dans une boutique en ligne un tapis adéquat pour seulement 15 euros.

Équipement de yoga avancé pour l'exercice des personnes âgées

Accessoires

Les accessoires permettent aux étudiants de maintenir l'alignement le plus sain dans une gamme de poses lorsque le corps se plie, se tord et s'ouvre. Ils vous aident également à tirer le meilleur parti de chaque pose tout en évitant les blessures.

Sacs ou bandoulières pour tapis

Les bandoulières utilisent généralement des sangles en velcro pour maintenir votre tapis enroulé avec une sangle de liaison que vous pouvez jeter sur votre épaule. Les bandoulières offrent parfois des poches supplémentaires pour le rangement, mais pas toujours.

Les sacs, quant à eux, se présentent généralement sous deux styles. Une version utilise des sangles en velcro pour maintenir votre tapis enroulé en sécurité contre un sac de sport plus grand. L'autre version est essentiellement un sac à fermeture éclair ou à pression spécialement conçu pour contenir votre tapis enroulé.

Les bandoulières peuvent coûter aussi peu que 10 $ et les sacs résistants peuvent coûter plus de 100 $. Pour plus de variété, consultez Yoga Outlet, où vous pouvez trouver une gamme de marques à des prix raisonnables.

Couvertures

Les couvertures pliées peuvent être utilisées pour soulever les hanches lors de poses assises ou offrir un soutien pendant les poses allongées.

Par exemple, lorsque nous avons assis les jambes croisées, nous pouvons placer une couverture sous nos os assis pour élever les hanches au-dessus de nos genoux.

Les couvertures peuvent également être utilisées pour se couvrir pendant la relaxation finale. Pour la pratique à la maison, il n'y a vraiment aucune raison d'acheter de nouvelles couvertures.

Utilisez simplement ce que vous avez déjà à portée de main dans votre maison. Cependant, si vous n'avez pas de couverture supplémentaire, Yoga Outlet les propose pour aussi peu que 13€.

Blocs

Comme les couvertures, les blocs de yoga sont utilisés pour vous rendre plus confortable et améliorer votre alignement.

Les blocs sont particulièrement utiles pour les poses debout où vos mains doivent être posées sur le sol.

Placer un bloc sous votre main a pour effet de "soulever le sol" pour rencontrer votre main plutôt que de forcer la main à toucher le sol tout en compromettant efficacement une autre partie de la pose.

Cela peut être observé dans la pose de la demi-lune.

Beaucoup de gens n'ont pas la flexibilité des ischio-jambiers ou la force du noyau pour maintenir la position avec une forme appropriée.

En plaçant un bloc sous la main qui se dirige vers le sol, il est plus facile de maintenir une poitrine ouverte et un torse fort. Sans le bloc, la poitrine pourrait être inclinée vers le sol, le genou de soutien pourrait être incliné à plier et le torse pourrait être enclin à "s'effondrer".

L'utilisation simple du bloc aide à maintenir l'alignement approprié.

Les blocs de yoga sont fabriqués en mousse, en bois ou en liège.

Ils peuvent être tournés pour se positionner à trois hauteurs différentes, les rendant ainsi très adaptables.

Si vous prévoyez de faire beaucoup de yoga à la maison, il vaut la peine d'acquérir un ensemble de blocs (utile pour les poses où les deux mains touchent le sol). Si vous allez assister à des cours, des blocs vous seront fournis.

La bonne nouvelle est que presque n'importe quel bloc est suffisant, donc ce n'est pas un domaine sur lequel vous devez trop économiser.

Cependant, les blocs légèrement plus larges - ceux d'au moins quatre pouces de large - offrent une meilleure stabilité.

Yoga Outlet et la boutique en ligne proposent plusieurs tailles et styles pour moins de 10 euros chacun.

Si vous êtes prêt à dépenser un peu plus, Yoga boutiques propose des options amusantes à 20 euros l'unité.

Les Sangles

Les sangles de yoga, également appelées ceintures, sont particulièrement utiles pour les postures dans lesquelles vous devez tenir vos pieds mais ne pouvez pas les atteindre.

La sangle agit essentiellement comme un prolongateur de bras.

Les sangles sont également excellentes pour les postures dans lesquelles vous attachez vos mains derrière le dos. Si vos épaules ne permettent pas une flexibilité suffisante pour la position, vous pouvez utiliser une sangle pour "connecter" les deux mains sans effort excessif.

Et avec l'aide de la sangle, vous pouvez rapprocher vos mains l'une de l'autre au fil du temps pour progresser vers la position complète. Vous avez probablement quelque chose chez vous qui ferait office de sangle (comme une ceinture ou même une serviette) et les studios de yoga les fournissent pour une utilisation en classe.

Cela dit, si vous voulez vraiment acheter une version officielle, il est difficile de battre le prix de Yoga Outlet, où vous pouvez trouver des sangles à moins de 10 euros.

Les Coussins de Yoga

Les coussins de yoga ont de nombreuses utilisations pour les élèves de yoga. Vous pouvez les utiliser à la place d'un empilement de couvertures pour rendre les postures assises et de flexion avant plus confortables.

Vous pouvez les placer sous vos genoux ou votre dos lorsque vous vous allongez pour un soutien et des étirements passifs. Ils sont particulièrement pratiques dans les cours de yoga restaurateur et prénatal.

Si vous suivez ce type de cours, les coussins seront fournis.

Si vous voulez faire du yoga restaurateur chez vous, il peut être utile d'investir dans votre propre coussin. Il existe deux formes de base de coussins : ronds et plats (plus de forme rectangulaire). Les coussins plats ont tendance à être plus ergonomiques ; cependant, les coussins ronds peuvent être utiles lorsque vous voulez plus de soutien ou un étirement plus profond.

Cela dépend des préférences personnelles. Si vous avez la possibilité, utilisez les deux styles en classe avant de décider lequel convient le mieux à votre pratique à domicile, les prix sont en ligne avec le marché (de 30 à 60 euros), et les designs sont lumineux et beaux.

Les Roues de Yoga

Les roues de yoga sont une nouveauté relative qui commence à s'imposer dans les studios de yoga. Ces roues ont environ 30 centimètres de diamètre et sont d'environ 10 centimètres de large.

Lorsqu'elles sont debout, vous pouvez vous allonger sur la roue ou placer un pied ou une main sur le dessus de la roue pour approfondir vos étirements et améliorer votre souplesse, en roulant lentement la roue plus loin à mesure que vous vous détendez dans chaque étirement.

Les roues peuvent également être utilisées dans des pratiques plus avancées comme un moyen de mettre en question la stabilité ou d'offrir un soutien pendant les postures difficiles.

Chapitre 5
Gérer de nouvelles habitudes

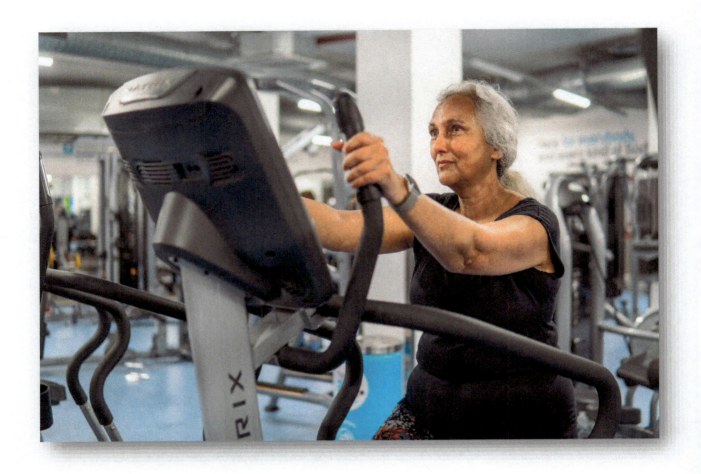

En tant que débutant, il est courant d'avoir de nombreuses questions sur ce que l'on va faire, y compris sur ce qu'il convient de porter et comment se préparer.

Le fait de savoir ce qui est attendu de vous et comment cela fonctionne vous aidera à vous sentir plus à l'aise lors de votre première leçon.

Les tutoriels vidéo en ligne sont une excellente façon de tester votre intérêt et votre attitude.

Si vous tombez amoureux de la pratique du fitness, la prochaine étape sera de rejoindre un studio ou une salle de sport.

Il est conseillé de rechercher des vidéos créées par des instructeurs certifiés, spécialement conçues pour les débutants.

Conseils :

L'avantage des exercices physiques et du yoga est qu'ils nécessitent très peu de matériel, seulement votre propre corps.

La préparation est simple, mais si vous êtes nouveau, il est toujours préférable de rejoindre la classe un peu plus tôt (en ligne ou en présentiel) pour vous acclimater à l'environnement.

Familiarisez-vous avec les postures : Toutes les différentes positions peuvent sembler accablantes la première fois que vous pratiquez le yoga ou tout autre exercice physique.

Vous n'avez pas besoin de pratiquer les postures à l'avance, mais vous pouvez lire leurs noms et regarder leurs images pour avoir une idée de ce que vous allez demander à votre corps de faire.

Alimentation : Évitez de manger un repas copieux juste avant de faire du yoga. Lorsque vous commencez à bouger, tout se met en marche et vous pourriez vous sentir mal si votre estomac est trop plein.

Vous trouverez un chapitre approprié (n° 5) où tous les conseils dont vous avez besoin sont expliqués en détail.

Introduction : Si vous êtes nouveau dans les cours de yoga ou d'exercice, présentez-vous au maître avant le début de la classe. Le plus important est de se rappeler de respirer et de rester concentré sur soi plutôt que sur les autres autour de vous. Tout deviendra plus facile avec le temps, donc faites de votre mieux et gardez ces conseils à l'esprit.

Alignement : Que vous soyez en cours de yoga ou en train d'utiliser un DVD, gardez un œil attentif sur l'alignement de l'instructeur.

L'alignement fait référence à la manière précise dont le corps s'aligne dans chaque posture. Un alignement sûr est très important pour maximiser les avantages de chaque pose et minimiser les risques de blessure.

Attention : Lorsque vous apprenez les postures pour la première fois, il est normal de jeter un coup d'œil autour de la salle L'instructeur saura alors vous surveiller tout au long de la leçon et vous offrir des conseils supplémentaires pour les postures si nécessaire.

Echauffement : Si vous êtes en avance pour la classe, c'est le moment idéal pour choisir une place dans la salle.

Être au milieu et vers l'arrière est un excellent moyen d'observer comment les autres bougent comme un guide avec le professeur qui vous soutiendra pendant la leçon. Si vous êtes chez vous, c'est le moment idéal pour vous installer, préparer votre tapis et vous échauffer.

Pratique : Il n'y a pas de meilleure façon d'apprendre que de pratiquer, mais une première pratique peut sembler difficile. Vous apprenez de nouvelles postures physiques, vous entendez de nouveaux termes et vous êtes immergé dans un nouvel environnement.

pour voir ce que tout le monde fait, mais cherchez l'instructeur pour vos instructions principales.

Écoutez également les instructions verbales lorsqu'elle décrit comment effectuer chaque pose. Il y a des ajustements que vous ne pouvez peut-être pas différencier visuellement, mais en écoutant et en effectuant des micro-ajustements sur votre corps, l'alignement et les avantages de la pose peuvent s'améliorer considérablement.

Humeur positive : Ne vous sentez pas mal si l'instructeur corrige vos postures. L'instruction pratique peut être incroyablement utile pour apprendre une bonne forme. Essayez d'éviter de comparer votre entraînement avec ce que les autres font sur leurs tapis.

L'entraînement est une pratique personnelle, et les capacités et les objectifs de chacun sont différents. Restez léger et gardez votre sens de l'humour. Riez si vous tombez d'une pose, souriez quand les choses deviennent difficiles.

Il est également possible de refuser un ajustement si l'approche pratique de quelque chose que vous pouvez craindre ou penser que vous ne pouvez pas faire et quelque chose de douloureux ou potentiellement dangereux pour vous.

Il n'y a pas de précipitation pour entrer dans une posture particulière. Écoutez votre corps et respectez ce qu'il vous dit sur la manière de pratiquer.

Questions : Le conseil le plus important est de toujours poser des questions lorsque vous ne comprenez pas quelque chose.

S'il s'agit d'approfondir la communauté, la culture du yoga, les étudiants du studio sont presque toujours heureux de partager leur expertise. Les questions sur des postures physiques spécifiques doivent être adressées à votre professeur, soit pendant soit après le cours.

Justesse et politesse : sont les pierres angulaires d'un bon comportement dans n'importe quelle situation. Joignez-vous à la pratique avec un cœur et un esprit ouvert.

Invitez la compassion à être votre guide lorsque vous pratiquez avec différents types de corps.

N'ayez jamais peur d'aider les autres, même si cela implique de prendre un bloc supplémentaire pour votre voisin ou de faire de la place pour quelqu'un qui est l'instructeur ne vous convient pas. Amusez-vous.

Confiance : La pratique est une affaire personnelle. Personne d'autre n'est à l'intérieur de votre corps, alors faites confiance à votre propre jugement sur ce que vous pouvez et ne pouvez pas faire.

Au fil du temps, vous apprendrez à discerner la différence entre

arrivé en retard. Le yoga et les exercices physiques doivent être un espace sûr et accueillant pour tous.

Il y a beaucoup à dire sur le fait de prendre des cours de yoga ou de toute autre activité physique dans un studio ou une salle de sport locale.

Vous recevez des commentaires personnalisés de l'instructeur, vous rencontrez d'autres yogis / camarades de votre communauté et vous en apprenez davantage sur la pratique à travers les personnes qui vous entourent.

Ce sont tous des avantages importants, mais si vous n'habitez pas près d'un studio ou que vous avez du mal à trouver du temps pour suivre régulièrement des cours, faire de l'exercice chez vous peut vous aider à intégrer facilement la pratique dans votre vie.

Par exemple, vous n'avez pas à attendre un horaire de classe spécifique ou à vous engager dans une séance d'une heure ; vous n'avez pas à préparer un sac, à conduire jusqu'à un studio ou à passer du temps supplémentaire à discuter avec d'autres yogis.

Il vous suffit de choisir l'heure et la durée de la séance qui vous conviennent et de faire votre "om" à la maison.

La bonne nouvelle est que l'exercice physique ne nécessite pas beaucoup d'équipement, donc même si vous achetez du matériel haut de gamme, vous ne dépenserez pas plus de quelques centaines de dollars.

Voici les fournitures suggérées à avoir sous la main avant de commencer votre pratique :

- **Tapis**
- **Paire de chaussettes de sport avec grip**
- **Coussin ou traversin pour s'asseoir pendant la méditation**

Il y a des centaines de marques et de styles à choisir, un fait qui peut sembler accablant pour un nouveau pratiquant, mais il n'est pas nécessaire d'acheter davantage au départ.

Créer votre espace physique et mental

Comme nous faisons de l'exercice à la maison, il est fortement recommandé de mettre en place un coin espace propre et bien rangé pour nous aider dans notre nouvelle routine saine, cela pourrait être une chambre, un sous-sol ou un salon, il serait parfait d'avoir un espace où nous ne serons pas dérangés pendant notre pratique.

Cet endroit doit être dédié à la pratique physique, il doit être suffisamment grand pour que nous puissions poser notre tapis et avoir la liberté de mouvement, nécessiterait au moins une surface de 7-8 pieds carrés.

Même si nous ne pouvons pas consacrer une pièce entière à notre pratique, nous devons envisager d'utiliser des indices visuels pour délimiter notre espace d'entraînement.

Si nous prévoyons de diffuser un cours ou de regarder un DVD, nous aurons besoin d'accéder à la technologie appropriée, heureusement, il existe d'innombrables applications, des entraînements audios et des services de streaming qui facilitent le suivi du cours le long de notre écran vidéo dédié, enfin, nous nous assurons d'avoir une connexion Wi-Fi stable.

« Pantarei »

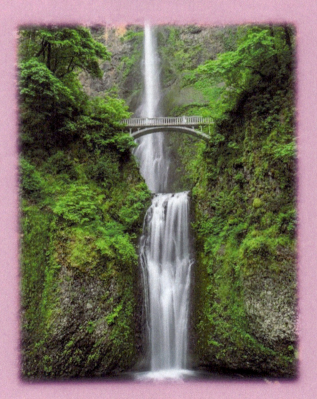

Il peut être assez accablant de pratiquer et de choisir différentes classes de yoga ou d'exercices en ligne avant de choisir notre préférée.

Tout comme chercher la paire de chaussures parfaite ou décider du meilleur film sur Netflix, nous devons peut-être regarder différents maîtres-instructeurs et suivre notre "flux intérieur" pour bien commencer.

Le choix et la perception de notre maître-mentor approprié sont l'une des décisions les plus délicates que nous puissions prendre pour notre bien-être présent et futur.

C'est l'étape de base pour gagner du temps pour investir dans quelque chose d'aussi fondamental que l'amélioration de soi et la prise de conscience de la qualité de vie, qui sont des outils universels applicables à tous les aspects de notre vie, nous amenant à une vue d'ensemble de la vie vraiment holistique.

Une approche de vie **holistique** signifie que toutes les parties de nous sont connectées, beaucoup plus facilement accessible que la plupart des gens ne le pensent.

Une vision holistique de la vie se résume à des choix sains du corps et de l'esprit, en se concentrant sur notre bien-être mental et physique.

C'est définitivement un mode de vie et une façon de penser, pas facile à apprendre, surtout sans une conscience ferme et un mentor approprié.

C'est le moment d'agir

Le côté positif d'une pratique à domicile est que nous ne sommes pas limités à un horaire de cours d'entraînement habituel et que nous pouvons sélectionner notre nouvelle leçon préférée lorsque nous estimons que c'est le moment.

Sinon, une pratique à domicile impose que nous devenions un utilisateur intelligent de notre temps précieux, un organisateur de notre agenda quotidien et un spectateur curieux et sélectif de tutoriels en ligne.

Ressentez-vous le défi ?

Nous ne sommes pas ennuyés de pratiquer à la même heure chaque jour, mais si nous ne sommes pas enthousiastes à l'idée de planifier notre temps d'exercice et de trouver une leçon vidéo appropriée, nos chances de traiter notre corps et notre esprit de manière remarquable diminuent considérablement.

Devenir responsable de notre santé psychophysique signifie planifier et regarder notre calendrier hebdomadaire, décider quand nous pratiquons et combien de temps cela durera.

Nous pouvons même planifier à l'avance les classes auxquelles nous "assisterons" pour réduire la fatigue de décision et les introduire dans notre calendrier en tant que date incontournable.

Le risque de raccourcir une classe occasionnellement ou de la reprogrammer est derrière nous, mais nous n'en faisons pas une habitude.

C'est notre choix de décider de la durée de chaque pratique, les débutants devraient viser entre **35 et 45 minutes.**

Cette durée vous permet de vous habituer au format de cours typique sans vous submerger, et cela vous aide également à développer une habitude régulière.

Nous devons nous sentir libres, de toute façon, d'expérimenter des formats plus longs pour améliorer nos compétences et découvrir ce que nous aimerions améliorer dans un proche avenir.

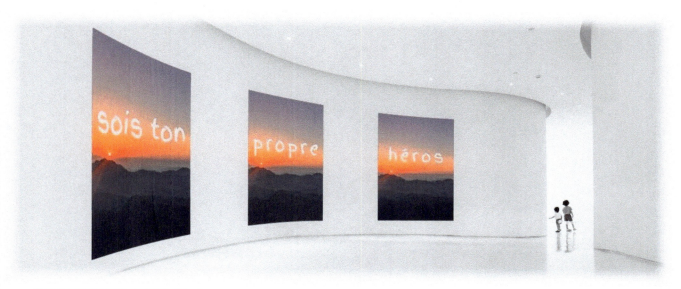

Doucement avec vous :

Rappelez, comme d'habitude, qu'il y a une courbe d'apprentissage, essayez d'être doux avec vous-même et d'accepter où vous en êtes à chaque étape du chemin, c'est une pratique, donc elle se construit d'elle-même.

Votre esprit et votre corps s'unissent au fur et à mesure que vous progressez dans les postures. Connectez-vous à votre respiration et faites l'expérience de l'incroyable royaume de la respiration, de la relaxation, de la concentration, de la fluidité et de la connexion.

Écoutez votre corps et ne forcez rien. Prenez une modification ou reposez-vous simplement dans la pose de l'enfant si nécessaire.

Votre souplesse et votre fluidité s'amélioreront avec le temps.

Chapitre 6
Nutrition, remise en forme, récupération

Se courber et se tordre dans des exercices physiques et des poses de yoga peut être inconfortable, voire nauséabond, lorsque l'on a ingéré un repas mal digéré.

Cependant, cela ne signifie pas que les personnes âgées ne doivent pas s'efforcer de suivre un régime nutritif équilibré comprenant des protéines, des acides gras, des glucides et des fibres, en particulier lorsqu'elles suivent un programme d'exercice quotidien.

Il est également essentiel pour les personnes âgées de rester hydratées. Ne pas boire suffisamment peut entraîner une perte d'énergie, de concentration et des maux de tête. La consommation d'eau adéquate devrait être d'environ 6 à 8 verres par jour... 10 à 12 avec un programme d'entraînement.

Le Conseil national des soins aux personnes âgées, indique que de nombreuses seniors, manquent de variété dans leurs repas quotidiens ou réduisent leur consommation d'ingrédients sains, ce qui entraîne une carence en micronutriments (vitamines et minéraux) qui sont extrêmement importants en tant que source d'énergie tout au long de la journée.

Que manger et quand ?

Calcium permet à notre corps de construire et de maintenir des os solides et est bien connu pour réduire la pression artérielle et aider à lutter contre l'ostéoporose. Les sources sont le lait, le yogourt et le fromage.

Protéines, fibres, vitamines B et les antioxydants, qui aident à libérer de l'énergie et à réduire le risque d'obésité. Les sources sont les pâtes, les pains et les céréales à grains entiers.

Les acides gras favorisent la concentration mentale, soutiennent la santé cardiaque et optimisent les niveaux de cholestérol. Les sources sont l'avocat, les noix, l'huile d'olive extra vierge et l'huile de coco.

Fruits et légumes sont riches en fibres, ce qui favorise la digestion et favorise la perte de poids. L'apport suggéré est d'au moins 3 portions par jour.

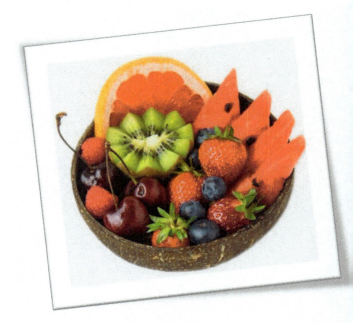

Vitamines et minéraux sont des nutriments qui aident notre corps à rester en bonne santé et à fonctionner correctement.

De nombreux types de vitamines et de minéraux travaillent ensemble pour nous aider à obtenir de l'énergie à partir de la nourriture.

En suivant un plan alimentaire sain, nous sommes plus susceptibles d'obtenir la plupart des vitamines et des minéraux à partir de la nourriture et de la boisson que nous consommons.

Il est considéré comme important pour bien vieillir de consommer suffisamment de **vitamines B6, B12, D et de folate**.

Nous pouvons découvrir auprès de notre professionnel de santé les vitamines dont nous avons besoin.

En fonction de notre plan alimentaire et de notre état de santé, notre professionnel de santé peut suggérer un complément alimentaire pour stimuler notre énergie lorsque nous en avons besoin.

Les experts recommandent que les personnes âgées aient un indice de masse corporelle (**IMC**) compris entre 25 et 27, mais plusieurs personnes âgées peuvent avoir une plage d'IMC normale tout en étant en surpoids.

Les femmes ayant une taille de taille supérieure à 35 pouces et les hommes ayant une taille de taille supérieure à 40 pouces doivent peut-être accorder plus d'attention à leur programme de santé et de remise en forme pour éviter des problèmes de santé.

Lorsqu'il est temps de se préparer pour une séance d'entraînement en toute sécurité, bien manger peut faire la différence.

La bonne nutrition au bon moment, pour nous assurer que nous fournissons à notre corps des nutriments élevés pour soutenir des exercices à haute énergie.

D'un autre côté, manger les mauvais aliments trop près de notre entraînement pourrait faire sentir notre repas avant l'entraînement comme s'il tournait dans notre estomac, nous empêchant de performer aussi bien que nous le pourrions, ce qui n'est pas du tout recommandé.

Le risque est que nous pourrions finir par altérer notre entraînement parce que nous n'avons pas assez d'énergie pour performer pendant une période plus longue, ce n'est pas simplement une question de mettre n'importe quel carburant dans le réservoir, cependant, la qualité de ce carburant importe considérablement, avant et après notre session de remise en forme.

Planifiez les repas, les collations et les boissons avant et après l'entraînement

• Cuisinez et congeler les aliments à l'avance et conservez-les à portée de vue pour avoir des repas prêts à manger.

• Gardez des légumes frais, des légumineuses et des noix à portée de main pour une soupe rapide et saine.

• Achetez un repas prêt à manger dans un magasin de nourriture saine si vous manquez de temps.

• Buvez suffisamment d'eau.

• Les smoothies de fruits ou de légumes sont une option intelligente pour un repas liquide rapide.

• Ne sautez pas de repas, l'effet ne fera que vous faire sentir plus affamé plus tard.

Nutrition pré-entraînement suggérée :

Fruits : comme la banane, la pomme ou une poignée de raisins, c'est facile à digérer et fournira le coup de pouce de sucre dans le sang dont nous aurons besoin.

Toast : avec du miel, c'est un duo de glucides concentrés parfait qui descend facilement et fournit un coup de pouce d'énergie rapide.

Barres de sport : contiennent de petites quantités de nutriments qui génèrent de l'énergie tels que le fer, le potassium et le magnésium.

Céréales sèches : une petite quantité pour soutenir l'effort tout au long de la séance d'entraînement.

Noix : une poignée d'amandes ou de vos noix préférées fournira un bon mélange de protéines et de graisses.

Yaourt aux baies : riche en vitamines et minéraux, ainsi qu'en glucides et en protéines, il fournira à la fois une poussée d'énergie rapide (glucides) et durable (protéines) tout en protégeant les muscles des microdéchirures qui se produisent naturellement dans les fibres musculaires au cours de l'entraînement.

Boissons fouettées : nous pouvons les déguster avec des fruits ou des légumes, et nous pouvons tous les deux y ajouter des noix.

Céréales : de petites portions de flocons d'avoine ou d'autres céréales cuites peuvent également constituer un choix judicieux pour maintenir l'énergie au cours d'une séance d'entraînement de durée moyenne à élevée.

Il est également important de prendre en considération l'intensité et la durée de l'exercice, par exemple, la plupart des exercices à faible intensité, de 10 à 30 minutes par jour, devraient se concentrer davantage sur une hydratation appropriée.

Sinon, les exercices d'une durée entre 30 et 60 minutes seront soutenus par une petite collation légère principalement constituée de glucides.

Le timing de la nutrition pré-entraînement est important, nous pouvons manger de 15 minutes à 2 heures avant un entraînement, plus l'entraînement est proche, plus la quantité de nourriture doit être réduite.

La nutrition post-entraînement

Il est vivement conseillé de s'hydrater avec de l'eau après une séance de cardio, et de se resservir avec des aliments contenant des glucides et des protéines (une pomme avec une poignée de noix, ou un smoothie à base de fruits et de yaourt, ou encore des pâtes complètes avec de l'huile et du fromage râpé).

Après l'entraînement de force, il est recommandé de se concentrer un peu plus sur les protéines (une boisson protéinée ou une soupe savoureuse aux légumes).

L'eau est une source vitale pour le corps humain (composé à plus de 50% d'eau).

Elle est essentielle pour réguler la température corporelle, la fonction cérébrale et de nombreux autres processus.

Pendant l'exercice, notre corps perd généralement de l'eau par la transpiration et les processus métaboliques. Il est donc déterminant de veiller à une hydratation appropriée avant, pendant et après l'entraînement pour le bien-être des seniors.

Le corps humain est plus réceptif au glycogène et aux protéines justes après l'entraînement.

Un mélange de glucides et de protéines serait donc une nutrition parfaite.

En effet, le but de manger est de fournir les nutriments nécessaires au corps pour récupérer et maximiser les avantages de l'entraînement. Ci-dessous quelques idées de préparation de repas :

> **Pâtes complètes**

- Salade de quinoa
- Légumes foncés à feuilles vertes cuits à la vapeur
- Salade d'avocat
- Soupe de pois chiches
- légumes verts à la vapeur
- Salade de riz
- Soupe d'avoine
- Poisson bleu cru
- Œufs durs
- Viande blanche (poulet, dinde) grillée

Aliments et boissons interdits :

La dernière chose que nous voulons faire est de surcharger notre estomac avec des aliments transformés, de la restauration rapide ou des préparations industrielles inappropriées pour notre programme de fitness.

- Aliments gras ou frits
- Pâtisseries et gâteaux industriels
- Aliments transformés
- Restauration rapide
- Boissons gazeuses
- Boissons sucrées
- Alcool et spiritueux

La récupération : une question cruciale pour les aînés

Nous avons essayé, nous essayons et nous continuerons à essayer de la retarder autant que possible, mais vieillir est inévitable.

Cependant, nous pouvons rendre ce processus plus doux en restant actifs tout au long de nos années.

L'activité physique devient bien sûr vitale, mais il est possible que nous devions ajuster notre routine d'exercice habituelle, voire la modifier.

L'une des options à ne pas négliger est le temps de **récupération**.

Voici quelques conseils à cet égard :

- Effectuer des étirements et un retour au calme
- Prendre un jour de repos
- S'offrir un massage
- Prendre un bain glacé
- Se rétablir grâce à une alimentation appropriée
- Dormir profondément

Chaque muscle a besoin d'environ 24 à 48 heures pour se réparer et se reconstruire.

Le travailler de nouveau trop tôt entraîne simplement une rupture des tissus.

Le maintien de la forme physique et du bien-être global doit être considéré comme quelque chose que nous faisons pour favoriser la longévité et nous permettre de nous sentir bien jusqu'à nos années dorées.

Le massage procure une agréable sensation et améliore la circulation sanguine tout en nous permettant de nous détendre complètement.

Nous pouvons également essayer des techniques d'automassage et des exercices avec un rouleau en mousse pour soulager les muscles tendus.

Le bain glacé, le massage avec de la glace ou la thérapie de l'eau chaude et froide (douches alternant chaud et froid) permettent de récupérer plus rapidement, de réduire les douleurs musculaires et de prévenir les blessures.

La théorie derrière cette méthode est que la constriction et la dilatation répétées des vaisseaux sanguins aident à éliminer (ou à évacuer) les déchets présents dans les tissus.

Le sommeil est un autre élément essentiel d'une routine de récupération ; les humains ont besoin non seulement de dormir, mais également de dormir convenablement.

Des études récentes ont montré que le manque de sommeil peut avoir un impact négatif sur les performances physiques et cognitives.

Le temps de réaction, la puissance anaérobie, l'attention, l'humeur et la précision peuvent tous être affectés par un manque de sommeil, et des recherches ont également montré un lien entre un sommeil insuffisant et une augmentation des blessures.

La recommandation générale pour les adultes est de dormir au moins 7 heures par nuit.

Une routine de coucher saine devrait impliquer la réduction ou l'élimination de l'utilisation de dispositifs électroniques avant le coucher, de caféine, de nicotine, d'alcool et de boissons alcoolisées, de manger au moins 5 heures avant le coucher, d'éviter les dîners lourds, de lire quelques pages d'un livre pour se détendre et oublier la journée.

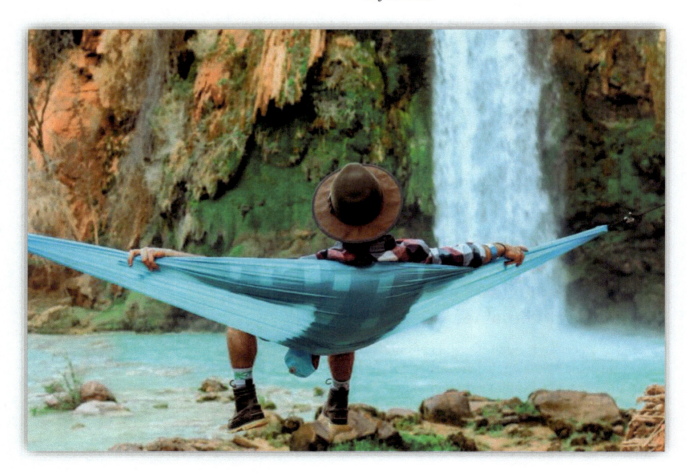

3ème partie

Vous manquez 100%

des choses

que vous

n'avez pas faites."

Chapitre 7
Yoga sur chaise

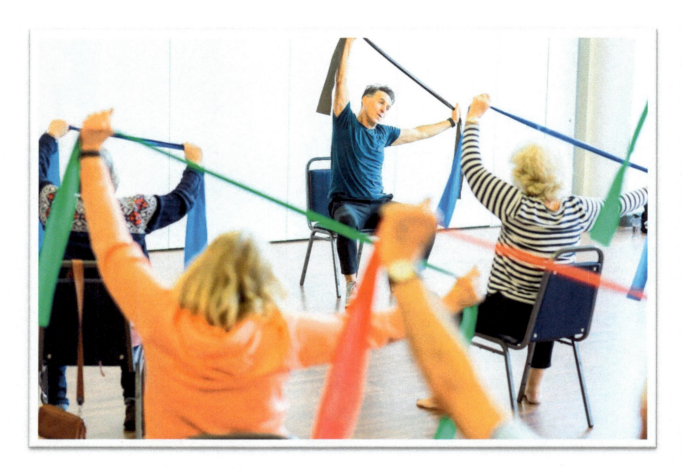

Le Yoga sur chaise est essentiellement une version modifiée du Hatha Yoga, introduite dans le monde de la remise en forme pour simplifier l'exercice pour les personnes âgées ou les personnes souffrant de problèmes de santé.

Au cours des cinq dernières années, le yoga sur chaise a gagné en popularité. Il peut également être un soulagement pour les routines de la vie quotidienne stressantes telles que le travail de bureau, les longs vols, etc.

Il améliore la flexibilité, soulage les crampes et les raideurs, tout en créant un état mental heureux. En effet, le yoga sur chaise peut aider à améliorer les humeurs négatives des individus.

De la même manière que le corps se déplace à travers des flux de mouvement et une flexibilité accrue au cours des cycles de yoga traditionnel, le yoga sur chaise met également en pratique cette méthode.

Presque toutes les postures ou mouvements de yoga traditionnel peuvent être reproduits et modifiés pour s'adapter au yoga sur chaise.

Outre l'augmentation des amplitudes de mouvement en maintenant des postures sur une chaise, les pranayamas (aussi connus sous le nom de techniques de respiration) sont une pratique populaire dans le yoga sur chaise et peuvent aider à réduire l'anxiété, à introduire ou à pratiquer la méditation et à créer une conscience spatiale.

Yoga sur chaise est un exercice idéal pour les personnes souffrant de douleurs chroniques, du syndrome du canal carpien, de l'ostéoporose et de la sclérose en plaques.

Il peut également être bénéfique pour les personnes d'un certain âge qui ont des difficultés à effectuer les mouvements ascendants et descendants du yoga traditionnel.

Yoga sur chaise leur permet de rester stable et offre une multitude d'avantages tels qu'une flexibilité accrue, une perte de poids et un état mental amélioré.

Il est particulièrement important pour les personnes âgées d'intégrer des pratiques telles que le yoga sur chaise dans leur routine.

L'exercice joue un rôle majeur dans le ralentissement du processus de dégénérescence qui progresse naturellement avec l'âge (selon l'association des physiothérapeutes).

Si une articulation ne peut pas fonctionner confortablement dans son amplitude normale de mouvement, cela limitera la quantité d'activités que l'on peut effectuer.

En faisant du yoga sur chaise tous les jours, ou même toutes les deux semaines, pour favoriser les étirements, les activités ou les tâches telles que le nettoyage de la maison ou les courses ne deviendront pas insurmontables au fur et à mesure que nous vieillissons.

De nombreuses personnes cherchent à introduire des niveaux d'activité physique dans leur espace de bureau ou leur espace de travail pour équilibrer leur niveau de stress.

Ces activités incluent les bureaux debout, les ballons de stabilité, les promenades rapides autour du bureau toutes les 15 à 30 minutes et plus souvent encore, le yoga sur chaise.

L'Université de Pennsylvanie affirme que le yoga sur chaise peut soulager les tensions au travail et améliorer le niveau physique des individus en général.

Elle a révélé que la pratique consciente du yoga aide à favoriser l'autosoin et à prévenir l'épuisement professionnel.

En plus de sa pratique au bureau, les exercices de yoga sur chaise pendant un long vol peuvent soulager l'inconfort et réduire le risque potentiel de caillots sanguins.

Comme l'indique la Société américaine d'hématologie, pour les vols de plus de huit heures, « des caillots sanguins peuvent parfois se former dans vos jambes pendant les voyages en avion car vous êtes immobiles pendant de longues périodes ».

Des étirements et des mouvements tels que le yoga sur chaise ou la marche toutes les quelques heures peuvent aider les voyageurs à réduire leur risque de caillots sanguins.

Le yoga sur chaise peut être pratiqué par quiconque souhaite profiter des avantages du yoga et peut (ou non) avoir des limitations de mobilité.

Par exemple, le yoga sur chaise convient parfaitement à toute personne ayant besoin de plus de soutien pour gérer une blessure ou souhaitant une approche plus thérapeutique de la pratique.

Les personnes qui ne peuvent pas se tenir debout, qui manquent de mobilité pour passer facilement des positions debout à assises à allongées ou qui ont besoin d'une pause rapide du travail de bureau peuvent également en bénéficier.

Tout en étant assises sur une chaise, les postures corporelles de base restent les mêmes, les individus peuvent faire des versions de torsions, d'étirements des hanches, de flexions avant et de légers cambrés.

Des cours sont largement disponibles dans les centres pour personnes âgées et les communautés de retraités, car les personnes âgées constituent leur public cible le plus important.

Cependant, les personnes obèses et celles atteintes de maladies neurologiques sont également de bons candidats pour le yoga sur chaise. Les travailleurs de bureau peuvent également tirer parti des adaptations du yoga sur chaise pour faire des étirements au travail.

Faites de l'exercice quotidiennement, au moins pendant 30 jours, pour stimuler votre motivation.

Top 7 Postures sur une chaise pour les personnes âgées

1. Posture de la vache et du chat sur une chaise

Asseyez-vous droit avec les mains sur les genoux ou sur les accoudoirs de la chaise.

Adoptez la posture de chat en baissant le menton vers la poitrine et en arrondissant le dos comme un chat.

Ensuite, ramenez les épaules en arrière et ouvrez et avancez votre poitrine en adoptant la posture de la vache, en arquant le dos et en laissant votre bassin basculer en avant...

Répétez plusieurs fois.

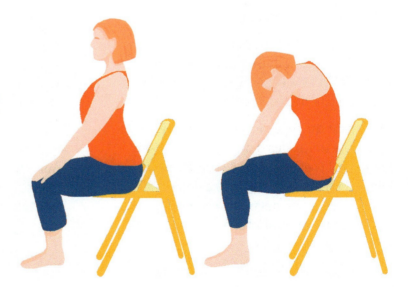

2. Posture de la flexion avant sur une chaise

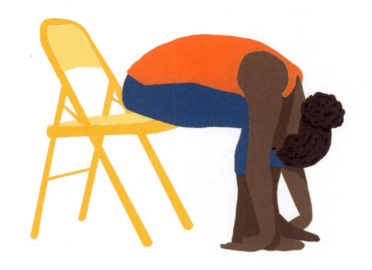

Asseyez-vous sur une chaise avec la colonne vertébrale droite et les pieds à plat sur le sol.

Pivotez à partir des hanches et laissez votre torse se plier entre vos jambes.

Lorsque vous ne pouvez plus vous plier davantage, arrondissez votre colonne vertébrale et baissez la tête vers le sol.

Remontez lentement en position assise et répétez autant de fois que vous le souhaitez.

3. Posture de torsion vertébrale sur une chaise

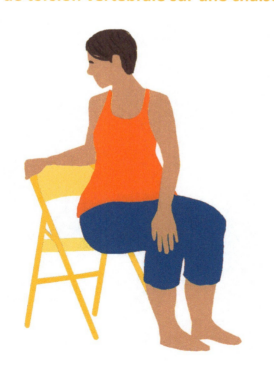

Asseyez-vous droit sur une chaise et étendez les bras droits vers le haut, en inspirant.

En expirant, tournez le torse vers la gauche et placez la main droite sur le genou gauche.

Étendez le bras gauche derrière vous, en le plaçant sur le dossier de la chaise.

Respirez profondément, en vous allongeant à travers la colonne vertébrale, et lorsque vous expirez, voyez si vous pouvez augmenter légèrement la torsion (en douceur).

Revenez au centre et répétez de l'autre côté.

4. Étirement des ischio-jambiers sur une chaise

Asseyez-vous avec les pieds à plat sur le sol et étendez la jambe gauche devant vous, le talon sur le sol avec les orteils pointés vers le haut.

Gardez votre colonne vertébrale longue en pivotant à partir des hanches, comme si vous atteigniez vos clavicules vers vos orteils.

Respirez profondément et lorsque vous expirez, voyez si vous pouvez étirer un peu plus vos ischio-jambiers.

Relâchez et répétez de l'autre côté.

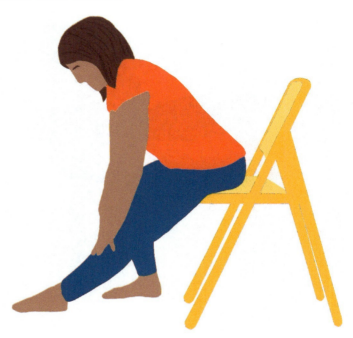

5. Posture de la colombe sur une chaise

Placez votre cheville droite sur le dessus du genou gauche. Laissez votre genou droit se détendre sur le côté tout en gardant votre pied fléchi. En inspirant, asseyez-vous droit et, en expirant, profitez de l'étirement. Vous pouvez augmenter l'étirement en plaçant votre main droite sur le genou droit et en appliquant une légère pression.

Pour augmenter l'étirement encore plus, gardez le dos plat et allongé et commencez à vous pencher en avant à partir des hanches.

Restez pendant trois à cinq respirations et répétez de l'autre côté.

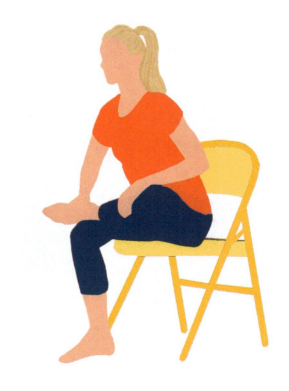

6. Pose de la montagne étendue sur une chaise

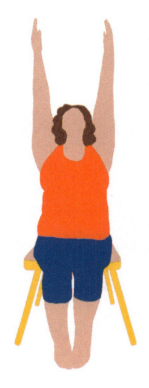

Asseyez-vous sur le bord d'une chaise, les pieds à plat sur le sol (à environ la distance des jambes de la chaise) et les orteils légèrement pointés vers l'extérieur.

Prenez une profonde respiration en levant vos bras au-dessus de votre tête, en gardant vos épaules loin de vos oreilles. Ressentez l'étirement à travers l'avant de votre corps.

Si vous le souhaitez, levez vos bras vers la droite pour sentir l'étirement sur le côté gauche de votre corps.

Revenez au centre et changez de côté. Relâchez.

7. Étirement des poumons sur une chaise

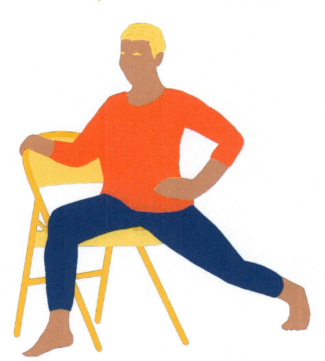

Asseyez-vous à l'avant de la chaise et tournez votre corps vers la gauche de manière à ce que votre fesse gauche soit sur la chaise et votre pied gauche sur le sol, pointant vers la gauche, le genou au-dessus de la cheville.

Étendez votre jambe droite derrière vous. Laissez votre hanche et votre cuisse droites se détendre alors que vous vous détendez dans la pose, ressentant un étirement à travers la hanche droite. Relâchez et changez de côté.

Chapitre 8
Yoga restauratif

Le yoga restauratif est une pratique lente et méditative conçue pour relâcher la tension de manière passive.

Des accessoires sont utilisés pour soutenir complètement le corps, et les postures sont maintenues pendant une longue période, parfois jusqu'à **10 minutes**.

Le yoga restauratif est indispensable pour les adultes plus âgés qui souhaitent cultiver la relaxation et le contentement. Il est assez facile pour les personnes âgées de s'endormir en classe.

Cette pratique est bien connue pour son effet **relaxant, apaisant et réparateur.**

Il trouve ses racines dans le yoga de B.K.S. Iyengar, qui a développé une forme de yoga permettant aux étudiants de pratiquer sans aucune tension ou douleur, cette pratique est idéale pour ceux qui se remettent d'une blessure ou d'une maladie.

Il est devenu populaire, comme méthode de relaxation, aux États-Unis dans les années 1970, principalement grâce à une enseignante de yoga, Judith Lasater, qui était elle-même une étudiante d'Iyengar.

En plus d'être populaire auprès des étudiants qui se remettent d'une maladie ou d'une blessure, le yoga restauratif est considéré comme un équilibre idéal aux modes de vie modernes frénétiques et stressants.

L'intention est de se détendre aussi profondément que possible dans les postures, en utilisant très peu d'effort physique, l'esprit se concentre sur la respiration pour cultiver la pleine conscience et relâcher la tension du corps.

La pratique régulière tend à être relaxante et lente, avec une séquence entière utilisant quelques postures qui sont maintenues pendant de longues périodes.

Des accessoires sont également souvent utilisés pour permettre au corps d'être dans la position la plus confortable et la plus soutenue possible. Cela peut inclure des traversins, des couvertures, des blocs et des ceintures.

Une musique douce et appropriée en toile de fond, et la pratique peut être combinée avec une méditation guidée.

Le yoga restauratif stimule le système nerveux parasympathique, qui ralentit la fréquence cardiaque, régule la pression artérielle et détend le corps.

À ce titre, cette discipline, est considéré comme particulièrement bénéfique pour ceux qui souffrent d'anxiété, d'insomnie ou de maux de tête, ainsi que d'autres affections liées au stress, et peut contribuer à stimuler le système immunitaire naturel de l'être humain.

Détendez-vous profondément avec des poses de yoga restauratif où votre corps est entièrement soutenu pendant une période prolongée, cette pratique est idéale pour équilibrer un emploi du temps de yoga actif ou pour vous offrir une pause lorsque vous vous sentez sous pression.

Lorsque nous nous détendons dans les poses, notre système nerveux est stimulé, ce qui favorise une réponse de relaxation et réduit le stress dans notre corps.

Le système nerveux parasympathique, comme nous le savons, est responsable de la diminution du rythme cardiaque et respiratoire et de l'augmentation du flux sanguin vers nos organes vitaux.

Lorsque vous pratiquez, vous pouvez ressentir une sensation d'immobilité et de forme, ce qui peut vous rendre vulnérable et mal à l'aise émotionnellement.

Ne vous inquiétez pas, restez avec votre respiration et laissez passer cette sensation.

L'exercice régulier aide à combattre les effets physiques et mentaux du stress quotidien, et soulage les maux courants tels que les maux de tête, les douleurs dorsales, l'anxiété et l'insomnie avec des poses reposantes et des techniques de respiration profonde.

Le yoga restauratif est doux, thérapeutique et soutenant. Au cœur de cette pratique se trouve la relaxation sublime, comme son nom l'indique, ce style de yoga "restaure" notre corps.

En permettant une durée plus longue des asanas (postures ou poses) et une respiration plus profonde, cela aide à induire une respiration lente, à réduire la pression sanguine et à procurer une sensation de calme et de bien-être accru.

Un élément clé du yoga restauratif est l'utilisation de supports tels que des blocs, des coussins ou des couvertures.

Les supports nous aident à tenir des poses passives plus longtemps sans exercer ni fatiguer nos muscles. Cela nous permet également de nous sentir confortablement soutenus, quelle que soit notre expérience de notre corps.

Nous sommes encouragés à nous détendre pleinement dans la pose tout en nous concentrant sur notre respiration.

Le yoga restauratif nous permet de relâcher la tension dans nos muscles pendant de plus longues périodes sans inconfort.

Bénéfices

La pratique du yoga est liée à une réduction du stress et à une diminution des niveaux de l'hormone de stress appelée cortisol, ce qui permet de relaxer le corps et l'esprit.

Le yoga apaise le système nerveux en favorisant une réponse de relaxation plutôt que de combat ou de fuite.

Le yoga favorise également la relaxation et la respiration profonde, ce qui peut réduire les symptômes dépressifs et améliorer l'humeur.

La pratique régulière du yoga peut aider à réduire la douleur, notamment les maux de tête, les douleurs dorsales et l'arthrite en général.

L'ajout du yoga à votre routine quotidienne peut également améliorer la qualité de votre sommeil et votre bien-être général en réduisant la fatigue et en augmentant la vigueur.

Le yoga est souvent recommandé pour traiter les personnes souffrant de blessures aiguës ou chroniques, qui peuvent bénéficier d'une pratique régulière pour améliorer leurs symptômes psychologiques et physiques ainsi que leur qualité de vie.

Enfin, le yoga restaurateur est facile à adapter et peut être pratiqué en toute sécurité pendant la grossesse, à tel point qu'il est recommandé par le Collège des gynécologues et obstétriciens français.

Tutoriels suggérés pour les débutants ainés

MOVE Vitalité

Yoga sur Chaise

Yoga Restaurateur

En mouvement - Exercices pour les aînés

20 min d'exercices pour les ainés

Chapitre 9
Les 7 secrets du bien-être

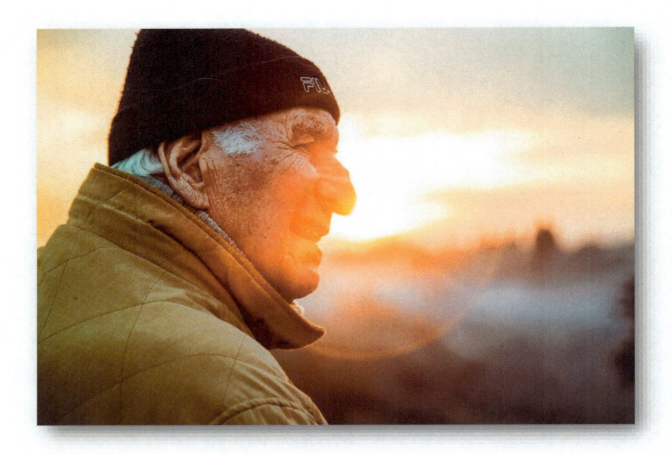

Quel que soit notre niveau de compétence, une **activité physique régulière** peut faire des merveilles pour notre santé et notre bien-être.

Une pratique régulière peut également soulager les pires effets corporels associés à un mode de vie sédentaire et à de mauvaises postures.

L'entraînement physique est adaptable à tous les niveaux de compétence et à tous les âges, ce qui signifie que notre corps, notre esprit et notre âme peuvent bénéficier de la pratique jusqu'à un âge avancé.

Voici sept bonnes raisons de commencer et de maintenir notre pratique de yoga pour la santé et la longévité.

Agilité

Une pratique physique typique se compose généralement d'une série de postures maintenues pendant des durées variables.

Nombre de ces postures favorisent le développement de l'agilité, de la force et de la flexibilité que nous pourrions ne pas avoir encore. Bien que le yoga puisse nous amener à notre limite physique, il peut également l'élargir.

Après seulement quelques séances, nous pouvons remarquer que les postures deviennent plus accessibles à mesure que nous renforçons notre force et notre agilité, nous permettant d'approfondir la posture.

La pratique physique peut également soulager les douleurs et les courbatures à un âge avancé. Maintenir notre flexibilité et notre agilité ainsi que notre amplitude de mouvement à un âge avancé peut également maintenir notre corps en bonne santé et améliorer notre qualité de vie.

Tonification musculaire

Alors que les exercices augmentent notre flexibilité, ils augmentent également simultanément notre force musculaire. Les exercices physiques nous font passer par la tenue soutenue de postures, des transitions contrôlées et bien sûr, les postures elles-mêmes.

Plus important encore, les postures de yoga sollicitent des muscles que nous n'utilisons pas ou ne renforçons pas quotidiennement, contribuant ainsi à la tonification et à la force globales et même à une augmentation vitale de la densité osseuse.

Meilleur équilibre

Les personnes âgées souffrant de fractures et d'autres problèmes de santé graves après une chute, la dernière recherche affirme qu'il est clair que nous devrions tous travailler à maintenir non seulement notre force et notre flexibilité à un âge avancé, mais aussi notre équilibre.

Le yoga incorpore tous les types d'asanas, y compris plusieurs postures d'équilibre de base, offrant la pratique d'équilibre sûre dont nous avons tous besoin.

Avec un meilleur équilibre vient une communication accrue entre les deux hémisphères du cerveau et une façon de marcher beaucoup plus confiante et sûre pour entrer dans nos années plus avancées.

Perdre des kilos superflus

Environ 33 % des personnes âgées sont considérées en surpoids ou obèses, il est donc crucial de trouver une solution pour faire face à cette épidémie mortelle.

Les experts s'accordent sur le fait que pour atteindre et maintenir un poids santé, il faut adopter des changements alimentaires et de style de vie, notamment en augmentant l'activité physique et l'exercice physique.

Bien que le yoga soit ouvert à toutes les formes et toutes les tailles, cette pratique peut aider à perdre du poids et à maintenir un poids santé de plusieurs façons :

Le yoga **aide** les personnes à être **plus conscientes** de leur corps et de la nécessité de prendre soin d'elles-mêmes, notamment en faisant de l'exercice et en mangeant de manière saine.

L'activité physique peut aider les personnes **à reprendre le contrôle de leur corps** et de leurs choix alimentaires, tout en réduisant l'anxiété qui conduit souvent à la suralimentation.

De nombreuses positions d'asana **stimulent les organes et même les glandes,** comme la glande thyroïde, ce qui peut aider à augmenter le métabolisme et favoriser l'équilibre dans le corps.

Amélioration de la digestion

Le yoga met fortement l'accent sur les techniques de respiration qui guident la pratique physique et l'oxygénation accrue du corps. Certaines des positions, en particulier les asanas de torsion, stimulent également le tractus digestif, améliorant ainsi la digestion.

Réduction de l'anxiété

Les exercices nous apprennent à être dans le moment présent et à nous concentrer sur nous-mêmes et notre respiration.

La pratique a la capacité de donner aux pratiquants une plus grande conscience des situations de la vie et la force et la tranquillité d'esprit nécessaires pour lâcher prise sur les choses que l'on ne peut pas contrôler.

Certains appellent même leurs séances de yoga une "**thérapie**".

Les avantages de réduction de l'anxiété et de relaxation associés à une pratique régulière sont connus pour abaisser la tension artérielle élevée et améliorer la qualité du sommeil, rendant ainsi chaque année vécue plus heureuse.

Harmonie

L'activité physique régulière est un outil puissant qui peut apporter de l'harmonie et une prise de conscience plus profonde de votre esprit, de votre corps et de vos émotions.

Des recherches ont suggéré que le yoga peut réduire le stress, augmenter la productivité, encourager une bonne humeur, augmenter la pleine conscience et promouvoir une saine dose de compassion envers soi-même.

Alertes

Bien que le yoga et les exercices physiques réguliers aient le potentiel d'apporter des avantages pour la santé à presque toutes les personnes, nous devons toujours consulter notre médecin avant de commencer une nouvelle routine d'exercice.

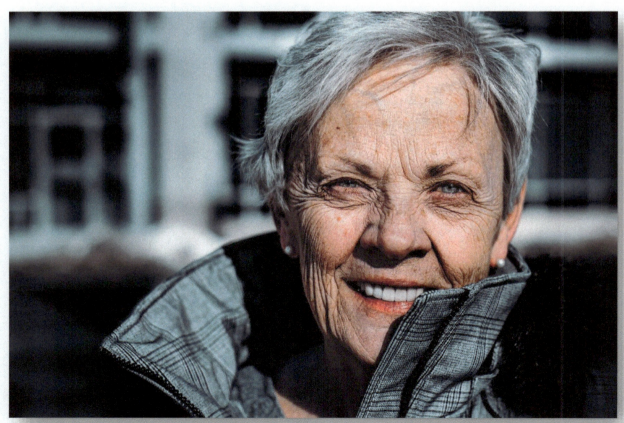

4ère partie

"Rêve grand

et

ose échouer"

Chapitre 10
Les 10 meilleurs entraînements pour seniors

L'excuse « suprêmes » et fréquemment utilisée pour éviter l'entraînement physique est qu'il n'y a jamais assez de temps pour le caser.

Pour être honnête, pour beaucoup de seniors, cela semble être vrai. La vie de famille, les obligations sociales, le travail, la vie est agaçante en frappant à votre porte d'une manière qui rend un simple entraînement vivifiant et bénéfique un défi.

Les experts en fitness, les instructeurs de yoga, les enseignants du vieillissement bien et les coachs de vie affirment que la clé est la modération, l'équilibre et la flexibilité... le fitness et la vie saine ne sont pas simplement noirs ou blancs, mais une nuance de gris.

Un entraînement quotidien à tout âge est quelque chose qui pourrait être intégré dans la routine de tout le monde... c'est faisable, soutenable et vital.

Bonne nouvelle... bien que techniquement, vous vieillissiez, c'est la vie, votre **facteur X** est comment vous pourrez faire face à un déclin progressif de vos os, de vos muscles, de votre mémoire et même de votre métabolisme.

Vous n'y parviendrez jamais en restant allongé sur le canapé à vous plaindre.

Les mouvements qui améliorent votre équilibre et votre stabilité maintiennent votre cerveau vif, concentré et sans stress.

Les exercices quotidiens aident à vous maintenir stable sur vos propres jambes, à récupérer plus rapidement de toute chute ou maladie, et à augmenter naturellement votre métabolisme également.

Le cœur soutient la colonne vertébrale, si votre noyau est faible, tous les muscles principaux doivent compenser, ce qui entraîne une sortie de l'alignement de votre corps, conduisant à une perte d'équilibre et à une augmentation des douleurs et des douleurs générales.

Un noyau fort est ce dont nous avons besoin pour débloquer la voie d'un vieillissement sain et meilleur.

En lisant les pages suivantes, vous découvrirez que les exercices sont considérés pour ne prendre que **10 minutes par jour, 7 jours par semaine**, nécessitant seulement quelques pieds carrés d'espace pour trouver la détente et profiter de quelques poses bénéfiques.

Les études confirment que des entraînements courts, mais avec la bonne intensité, (surtout à un âge avancé), sont très bénéfiques.

Cela signifie qu'une routine d'exercice ne doit pas prendre le dessus sur votre vie, elle peut s'insérer dans votre vie quotidienne, si vous voulez gagner en liberté physique et mentale.

Noyau Fort Plus

Les exercices du noyau sont les plus efficaces lorsqu'ils engagent plusieurs muscles de tout le torse qui traversent plusieurs articulations et travaillent ensemble pour coordonner la stabilité.

L'un des objectifs principaux de l'entraînement des exercices du noyau est de prévenir les blessures qui peuvent survenir si la colonne vertébrale n'est pas correctement soutenue. Parmi les avantages clés de la force du noyau :

Réduire les douleurs lombaires

Les abdominaux sont souvent considérés comme les muscles qui protègent le dos et constituent le socle de la force, mais ils ne représentent qu'une partie infime de ce qui compose le noyau central. En réalité, ce sont les muscles centraux faibles et déséquilibrés qui sont liés aux douleurs lombaires.

Les muscles centraux faibles entraînent une perte de la courbure lombaire et une posture cambrée. Des muscles centraux plus forts et mieux équilibrés aident à maintenir une posture appropriée et à réduire la tension sur la colonne vertébrale.

Améliorer les performances athlétiques

Les muscles du tronc et du torse stabilisent la colonne vertébrale du bassin jusqu'au cou et aux épaules, permettant ainsi le transfert de la force vers les bras et les jambes. Tous les mouvements puissants ont leur origine au centre du corps et jamais seulement dans les membres.

Avant que des contractions musculaires puissantes et rapides puissent se produire dans les extrémités, la colonne vertébrale doit être solide et stable, et plus le noyau central est stable, plus les extrémités peuvent se contracter de manière puissante.

Développer la condition physique fonctionnelle

En entraînant les muscles du noyau central, on corrige les déséquilibres posturaux qui peuvent conduire à des blessures. Le plus grand avantage de l'entraînement du noyau central est de développer la condition physique fonctionnelle et les activités régulières.

Préparations

Au lieu d'isoler les abdominaux, les exercices de renforcement du noyau central sont plus efficaces lorsque le torse travaille comme une unité solide avec les muscles avant et arrière se contractant en même temps. Ces exercices doivent être des mouvements multi-articulaires, et il convient de surveiller la stabilisation de la colonne vertébrale.

Le renforcement abdominal est une technique fondamentale utilisée lors de l'entraînement du noyau central. Elle consiste à tirer le nombril vers la colonne vertébrale, en engageant le muscle transverse de l'abdomen pour stabiliser le dos et le bassin.

10 minutes d'entraînement en 10 positions

Les adultes inactifs âgés de 40 à 80 ans peuvent subir une perte de force musculaire en raison d'une réduction du niveau de masse musculaire et sont donc plus susceptibles de subir des blessures et des maladies. L'entraînement quotidien en force aide votre corps de la manière suivante :

Augmente la densité osseuse : Les chutes naïves mettent chaque année un nombre incalculable de personnes âgées en difficulté de mouvement, la récupération peut prendre des mois et les fractures peuvent être dévastatrices. L'entraînement en force peut aider.

Augmente la masse musculaire : Cela signifie que vous êtes une personne solide et forte qui peut porter ses propres sacs de courses, pousser son propre chariot et se lever en cas de chute.

Réduit la masse grasse : Trop de masse grasse n'est pas idéal pour vous à tout âge. Maintenir un poids santé est important, en particulier pour prévenir de nombreuses maladies associées au vieillissement.

Améliore la santé mentale : Avec l'âge, peut venir une plus grande incidence de dépression et, pour beaucoup, une perte de confiance en soi. L'entraînement en force a été démontré pour améliorer votre efficacité personnelle générale et peut aider à réduire l'incidence de la dépression.

Réduit le risque de maladies chroniques : Le HPST recommande l'entraînement en force pour la plupart des seniors pour aider à réduire les symptômes des maladies chroniques suivants : l'arthrite, l'ostéoporose, le diabète, l'obésité, les douleurs dorsales et la dépression.

L'entraînement en force est une affaire assez avantageuse, pour seulement 10 minutes par jour, 7 jours par semaine, vous pouvez voir des améliorations significatives.

De nombreux exercices vont inclure des mouvements de bras, de jambes et de dos sur une seule jambe, ceux-ci sont incorporés pour aider à améliorer l'équilibre et la coordination, qui diminuent tous deux avec l'âge.

Plongez dans votre séance d'entraînement de 10 minutes personnalisée. Pour chaque exercice ci-dessous, effectuez de 8 à 12 répétitions et reposez-vous de 20 à 40 secondes entre chaque série.

Déplacez-vous progressivement à travers chaque position en vous concentrant sur la bonne forme et, comme vous l'avez lu plus tôt, respirez correctement...... et commençons :

1. Squat de base (60 secondes)

Tenez-vous debout avec les pieds écartés de la largeur des hanches. Les hanches, les genoux et les orteils doivent tous être dirigés vers l'avant. (Tenez des haltères dans les mains pour le rendre plus difficile).

Pliez les genoux et poussez vos fesses vers l'arrière, comme si vous alliez vous asseoir. Assurez-vous de garder vos genoux derrière vos orteils et votre poids dans les talons. Redressez-vous et répétez. Muscles impliqués : fessiers-ischio-jambiers-quadriceps.

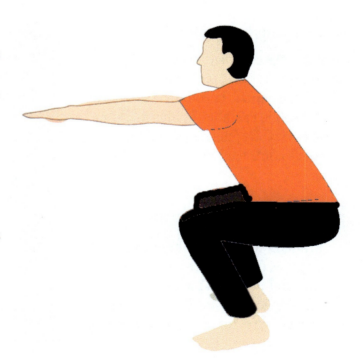

2. Pompes modifiées (60 secondes)

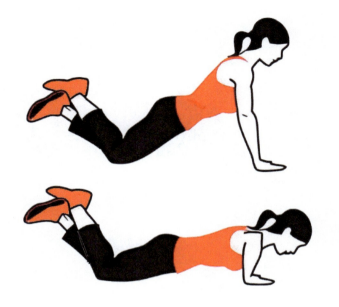

Commencez en position agenouillée sur un tapis avec les mains sous les épaules et les genoux derrière les hanches pour que le dos soit incliné et étiré.

Enfoncez les orteils, serrez les abdominaux et pliez les coudes pour abaisser la poitrine vers le sol. Concentrez-vous sur vos doigts pour que votre cou reste long.

Relevez la poitrine pour revenir à la position de départ. Muscles impliqués : épaules, bras, tronc.

3. Planche sur les avant-bras (60 secondes)

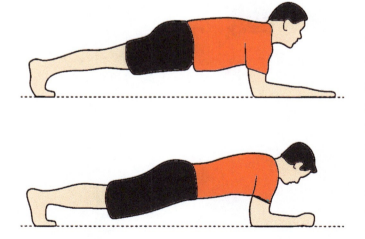

Allongez-vous sur le sol avec les avant-bras à plat sur le sol, en veillant à ce que vos coudes soient alignés directement sous vos épaules.

Contractez votre tronc et soulevez votre corps en gardant vos avant-bras sur le sol et votre corps en ligne droite de la tête aux pieds, parallèle au sol.

Maintenez vos abdominaux contractés et essayez de ne pas laisser vos hanches monter ou descendre. 8 à 12 répétitions, maintenez pendant 30 secondes.

Si cela fait mal au bas du dos ou si cela devient trop difficile, placez vos genoux sur le sol. Muscles impliqués : épaules, tronc.

4. Pont à une jambe pour les ischio-jambiers (60 secondes)

Allongez-vous sur le dos avec les genoux pliés à la largeur des hanches et les pieds à plat sur le tapis.

Contractez les fessiers et soulevez les hanches du sol pour former un pont.

Abaissez et soulevez les hanches pour 8 à 12 répétitions, puis répétez de l'autre côté.

Muscles impliqués : ischio-jambiers, fessiers, quadriceps.

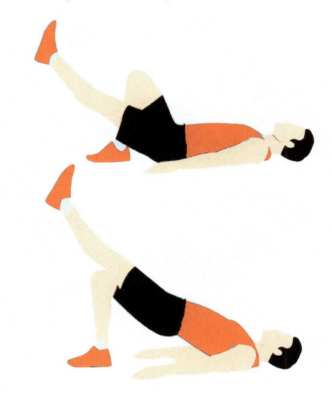

5. Chien de chasse (60 secondes)

Mettez-vous à genoux sur le tapis à quatre pattes. Étirez un bras devant vous, serrez les abdominaux et étendez la jambe opposée derrière vous. Répétez 8 à 12 fois, puis changez de côté.
Muscles impliqués : tronc, dos.

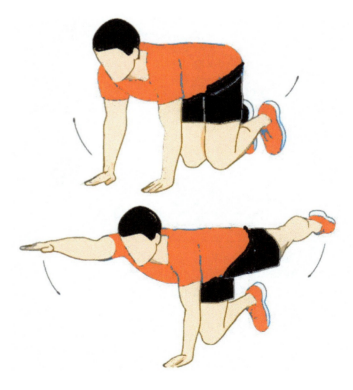

6. Grimpées en montagne : (deux séries de 30 secondes - 1 minute au total)

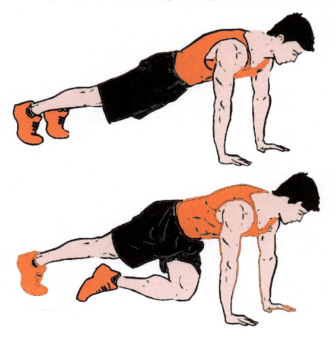

Commencez en position de planche, en maintenant le dos et le corps droit et le noyau serré.

Ramenez la jambe droite vers la poitrine et passez rapidement à la jambe gauche en la ramenant vers la poitrine, comme un mouvement de course sur planche.

Continuez à alterner les jambes pendant 30 secondes en maintenant une bonne mécanique corporelle.

Reposez-vous pendant 15 secondes et terminez avec un autre intervalle de 30 secondes. Les muscles sollicités sont le dos et les quadriceps.

7 Burpee (Deux séries de 30 secondes - 1 minute au total)

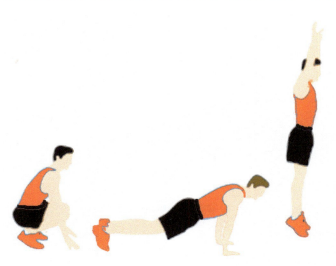

Commencez en position debout, les pieds écartés à la largeur des épaules.

Serrez votre noyau, passez en position de squat profond avec les mains sur le sol.

Sautez en arrière avec les pieds en maintenant une position de planche, sautez en avant en revenant à la position de squat, puis sautez explosivement en étendant les chevilles, les genoux et les hanches, atterrissez à nouveau en position de squat.

Répétez le mouvement pendant 30 secondes, reposez-vous pendant 15 secondes et continuez pendant encore 30 secondes.

Les muscles sollicités sont le dos, les bras et les jambes.

8 Bent-Over Leg Lift (Deux séries de 30 secondes - 1 minute au total)

Tenez-vous debout les pieds écartés à la largeur des épaules, penchez-vous légèrement en avant, en gardant le noyau serré et le dos droit.

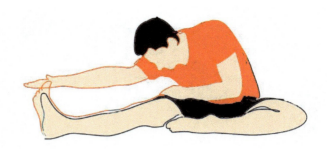

Placez les mains derrière le dos, reportez le poids sur la jambe droite et étendez la jambe gauche sur le côté, en reposant sur les orteils.

Asseyez-vous en position de squat légère, en soulevant la jambe gauche sur le côté avec un pied fléchi en un seul mouvement.

Abaissez la jambe gauche en position de repos. Effectuez des élévations pendant 30 secondes. Répétez de l'autre côté pendant 30 secondes.

Les muscles sollicités sont les jambes et les quadriceps.

9.Planche latérale (30 secondes chacun, 1 minute au total)

Allongez-vous sur le côté droit sur un tapis d'exercice, les jambes tendues (la jambe droite sera placée directement sur la jambe gauche, les pieds empilés).

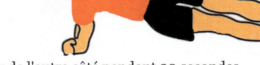

Placez le coude droit directement sous l'épaule, gardez la tête et la colonne vertébrale neutres, tandis que la hanche et le genou droit restent en contact avec le sol.

Contractez le noyau et soulevez les hanches et les genoux du sol. Maintenez la position pendant 30 secondes et répétez de l'autre côté pendant 30 secondes.

Les muscles sollicités sont les bras, les jambes et le dos.

10 Abdominal Crunch (60 secondes)

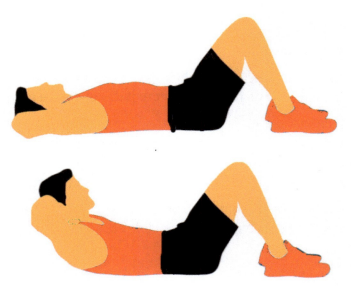

Utilisez un tapis d'exercice, allongez-vous sur le dos, les genoux fléchis et imaginez que votre nombril est aspiré vers votre colonne vertébrale.

Placez vos mains doucement sur les côtés de votre tête ou croisées sur votre poitrine. Évitez de tirer sur votre cou ou de soulever votre menton vers votre poitrine.

Les yeux fixés sur le plafond, resserrez le tronc et soulevez vos omoplates du sol de quelques centimètres, en expirant au fur et à mesure que vous les soulevez.

Revenez à la position de départ et continuez pendant 60 secondes.

La vie passe trop rapidement, plus on vieillit, plus on peut réaliser l'importance de profiter au maximum de chaque journée.

Alors, comment aimeriez-vous ralentir le processus de vieillissement ?

Bien que nous ne puissions pas remonter le temps, nous pouvons rajeunir notre corps avec l'exercice physique.

Les recherches ont montré que l'exercice physique peut ralentir l'horloge du vieillissement physiologique.

C'est vrai, l'entraînement physique peut vous aider à paraître et à vous sentir plus jeune.

Et bien que les exercices cardiovasculaires tels que la marche, le vélo ou la natation soient importants pour un cœur et des poumons en bonne santé, c'est l'entraînement de force qui offre les avantages qui maintiennent votre corps plus jeune, plus fort et plus fonctionnel au fil des ans.

Si vous voulez être dynamique et indépendant pendant de nombreuses années, cet entraînement de musculation vous aidera à y parvenir.

L'importance des étirements

Les étirements jouent un rôle important dans la santé physique à tout âge.

En particulier pour les personnes âgées, les étirements sont cruciaux, avec l'objectif de soulager la raideur des hanches tout en préservant la mobilité.

Il est également important de réduire la douleur aux hanches, qui est fréquente chez les personnes âgées, une routine d'étirements, améliore la mobilité et l'équilibre, ce qui peut aider à prévenir le risque de chute et les blessures connexes.

Les personnes âgées éprouvent souvent une mobilité limitée.

Une étude sur la flexibilité chez les personnes âgées a montré que chez les personnes âgées de 55 à 85 ans, la mobilité de l'articulation de la hanche et de l'épaule diminuait de six degrés par décennie.

Les étirements peuvent améliorer la flexibilité, car 10 à 30 secondes peuvent améliorer la mobilité. Cela s'explique par le fait que les étirements aident à réduire la raideur musculaire, qui peut raccourcir les muscles et tirer sur les articulations, les rendant ainsi moins mobiles.

Yoga et étirements forment un binôme parfait pour maintenir un corps et un esprit en forme, car les deux peuvent facilement être adaptés à différents types de corps et de capacités.

Chapitre 11
Top 20 postures de yoga

En tant que débutant en yoga pour les seniors, vous pourriez vous sentir perdu par le grand nombre de postures et leurs noms en langue indienne.

Ne vous inquiétez pas, votre pratique du yoga est un voyage à vie, qui vous donne le temps d'apprendre de nouvelles techniques et postures.

Au fur et à mesure de votre progression, vous gagnerez en confiance et vous vous challengez davantage. Un bon conseil est de garder les choses simples lorsque vous commencez. Les poses de base décrites ici suffisent pour vous occuper longtemps.

Poses

Poses debout : Les poses debout sont souvent effectuées en premier dans une classe de yoga pour "chauffer" et vous échauffer.

Dans le style de yoga Vinyasa flow, les poses debout sont enchaînées pour former de longues séquences.

Dans les classes de Hatha, les poses debout peuvent être travaillées individuellement avec du repos entre chaque pose.

Poses d'équilibre : Les équilibres pour débutants sont une façon importante de renforcer la force du noyau nécessaire pour de nombreuses postures de yoga plus avancées.

Bien que les équilibres puissent sembler difficiles au début, vous constaterez que vous pouvez vous améliorer considérablement avec une pratique régulière.

Les flexions dorsales : En tant que débutant, vous commencerez généralement par une flexion et une extension douce de la colonne vertébrale, pour ensuite passer à des flexions plus profondes.

Étant donné que vous ne bougez rarement de cette manière dans la vie quotidienne, les flexions dorsales sont essentielles pour la santé et la longévité de la colonne vertébrale.

Poses assises : Les étirements assis, qui se concentrent souvent sur l'étirement des hanches et des ischio-jambiers, sont généralement effectués vers la fin d'une classe de yoga, une fois que le corps est chaud.

Placer une couverture pliée ou un bloc sous votre siège est un bon moyen de vous rendre plus confortable dans ces postures.

Poses de repos ou de décubitus : Il est important de connaître vos poses de repos, en particulier la posture de l'enfant, que vous êtes encouragé à faire chaque fois que vous avez besoin d'une pause pendant une séance de yoga.

Ces poses de repos continuent le travail des hanches et des ischio-jambiers des poses assises, tout en offrant des flexions dorsales, des torsions et des inversions douces.

1 Adho Mukha Svanasana - Chien tête en bas

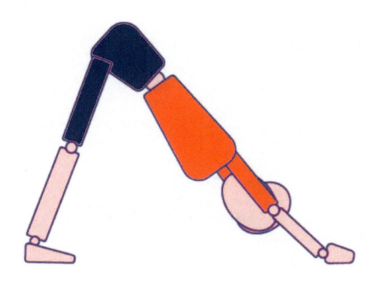

Type de posture : d'inversion ou d'étirement

Le nom Chien tête en bas est étroitement lié au yoga, mais cela ne signifie pas que cette posture soit facile à exécuter, même si vous en avez déjà entendu parler.

Les débutants ont souvent tendance à se pencher trop en avant dans cette posture, la rendant plus proche d'une planche. Au lieu de cela, rappelez-vous de garder votre poids principalement sur vos jambes et de lever vos hanches, en tendant vos talons vers le sol (ils n'ont pas besoin de toucher le sol). Pliez légèrement les genoux pour faciliter le mouvement si vous avez les ischio-jambiers tendus.

Gardez les pieds parallèles.

2 Virabhadrasana I - la posture du guerrier I

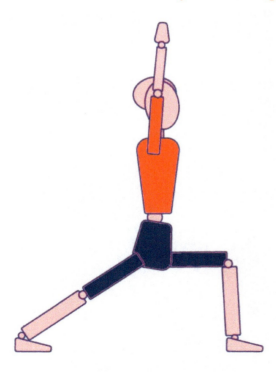

Type de posture: renforcement ou d'équilibre

L'élément clé à retenir dans le Guerrier I est que les hanches doivent être dirigées vers l'avant. Pensez à vos points de hanche comme des phares - ils doivent être grossièrement parallèles à l'avant de votre tapis. Cela peut nécessiter que vous preniez une posture plus large, à répéter de chaque côté, droit et gauche.

3 Virabhadrasana II – la posture du Guerrier II

Type de posture : d'étirement

Asseyez-vous sur le tapis, les jambes tendues vers l'avant

Soulevez votre jambe droite et placez votre pied droit sur l'extérieur de votre genou gauche.

Pliez la jambe gauche et placez le pied gauche sur l'extérieur de la hanche droite.

Inspirez et contractez votre colonne vertébrale.

Placez votre bras droit derrière vous et étendez votre bras gauche vers le haut.

Expirez et faites pivoter votre corps vers la droite, en étreignant votre genou avec votre bras gauche ou en accrochant votre coude derrière votre genou gauche.

Continuez à allonger la colonne vertébrale, à inspirer et à tourner l'abdomen en expirant.

Recherchez une position détendue et laissez vos hanches suivre le mouvement de votre colonne vertébrale. Restez dans cette position pendant 5 respirations.

Quittez la position en expirant et revenez en position assise, les jambes tendues vers l'avant.

Répétez l'exercice en changeant de côté.

4 Ardha Matsyendrasana : la posture de la torsion en demi-lotus

Type de posture : de torsion

S'accroupir n'est pas une position familière pour la plupart des humains du 21e siècle. Cependant, c'est un excellent étirement pour les muscles autour du bassin, en faisant ce qu'on appelle souvent un "ouverture des hanches" en yoga.

Peut-être de manière surprenante, c'est également bon pour vos pieds,

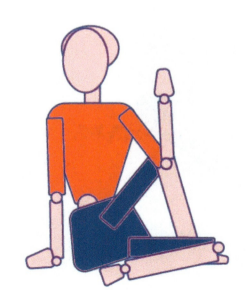

qui sont souvent négligés. Si l'accroupissement est difficile pour vous, des accessoires peuvent aider : essayez de vous asseoir sur un bloc ou de rouler une serviette ou une couverture sous les talons.

Continuez à appuyer vos talons vers le sol.

5 Ardha Uttanasana - Pose de la Flexion en avant

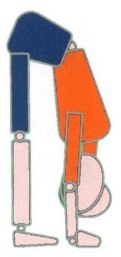

Type de pose : d'étirement

Cette flexion en avant à dos plat est souvent utilisée dans la séquence de salutation au soleil. En conséquence, elle est souvent effectuée rapidement, mais il vaut la peine de prendre le temps de la travailler de manière indépendante.

Savoir quand votre dos est plat fait partie du développement de la conscience corporelle. Au début, il est utile d'utiliser un miroir.

Vous pouvez constater que vous devez laisser vos mains quitter le sol et reposer sur vos jambes aussi haut que nécessaire pour maintenir le dos vraiment plat. Fléchissez doucement les genoux si nécessaire également.

6 Parsvottanasana - Pose de la Pyramide

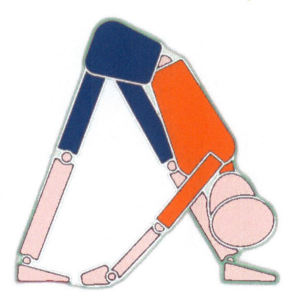

Type de pose : d'étirement

Les flexions en avant debout comme la pose de la Pyramide sont un bon moment pour utiliser vos blocs de yoga pour rendre la pose plus accessible.

Placez un bloc de chaque côté de votre pied avant pour "élever le sol" à un niveau qui est confortable pour que vos mains atteignent. Vos ischio-jambiers apprécieront toujours un bel étirement et vous en remercieront.

7 : Virasana : la posture du héros

Type de pose : d'assise

Mettez-vous à genoux sur le tapis, les hanches reposant sur l'arrière des pieds.

Écartez les pieds et posez les fesses sur le sol.

Les pieds sont légèrement écartés, mais les genoux restent joints.

Veillez à ne pas vous asseoir sur vos pieds, mais plutôt entre eux, expirez et trouvez une position confortable.

La colonne vertébrale et le cou sont alignés et les mains reposent sur les genoux.

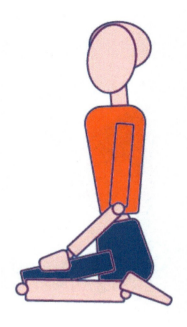

Restez dans cette position pendant au moins 60 secondes.

Sortez de cette position en appuyant vos paumes sur le sol et levez-vous.

8 Vrksasana - Pose de l'Arbre

Type de pose : Équilibre

La pose de l'Arbre est une bonne introduction aux postures d'équilibre, si vous sentez que vous commencez à basculer, vous pouvez sortir assez facilement de cette pose.

Essayez de ne pas créer un contrepoids en projetant votre hanche sur le côté de votre jambe d'appui.

Concentrez vos pensées sur un point sur le sol et essayez différentes positions de pied pour voir ce qui fonctionne pour vous : Talon reposant bas sur la cheville, sur un bloc, ou au-dessus ou en dessous du genou.

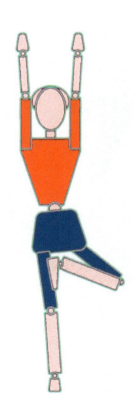

9 Urdhva Mukha Svanasana : Chien tête en haut

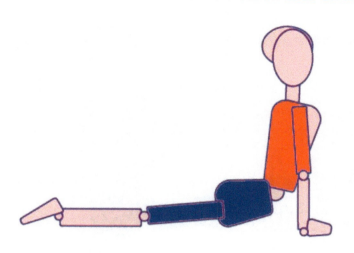

Type de posture : de renforcement

Sur une inspiration, appuyez sur vos mains et vos pieds, redressez vos bras et soulevez votre poitrine et vos jambes du sol. Contractez votre bas-ventre et resserrez vos côtes inférieures.

Amenez les omoplates sur votre dos et soulevez votre sternum.

Vous pouvez regarder droit devant vous ou vers le plafond. Restez dans cette posture pendant 1 à 5 respirations. Pour sortir de la posture, expirez et abaissez-vous sur le sol ou soulevez-vous en posture D.F.D.

10 Makara Adho Mukha Svanasana : Planche

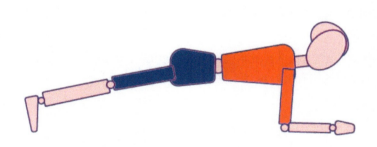

Type de posture : Équilibre ou d'étirement

Il peut sembler étrange de qualifier la planche de posture d'équilibre car le risque de tomber est minime, mais cela reflète l'essence de cette posture : la force du noyau.

Un noyau fort est essentiel pour de nombreuses postures de yoga, notamment les équilibres debout, les équilibres sur les bras et les planches, qui sont toutes d'excellentes façons de travailler votre stabilité et votre endurance.

Visez à maintenir vos hanches et votre colonne vertébrale en position neutre.

11 Marychiasana : la posture de Marich

Type de posture : de torsion assise

Asseyez-vous sur le tapis, les jambes tendues vers l'avant.

Pliez le genou gauche, en rapprochant le talon de la fesse, le pied reposant sur le sol et le genou pointant vers le haut.

Gardez la jambe droite droite et inclinez l'arrière du pied vers l'avant.

Inspirez et tendez le bras gauche vers le haut, en étirant la colonne vertébrale.

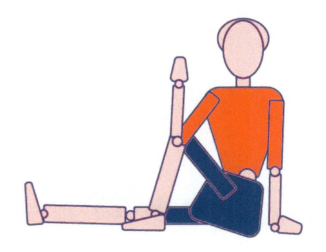

Expirez, penchez-vous vers l'avant et ramenez le bras gauche à l'intérieur de la cuisse gauche.

Pliez le coude et enroulez le bras autour de la jambe pliée, en ramenant le dos de la main sur le côté.

Bras droit derrière le dos, les mains se rapprochant l'une de l'autre, essayez de saisir la main ou le poignet de la main gauche.

Maintenez la position pendant 60 secondes. Peu importe que vous parveniez à saisir le poignet ou la main, l'important est de sentir vos muscles se contracter sans douleur.

12 Setu Bandha Sarvangasana - La posture du pont

Type de posture : Extension arrière

La posture du pont est une manière douce d'explorer l'extension de la colonne vertébrale, également appelée extension arrière.

Il est bon de commencer à incorporer ce type de mouvement car il améliore la mobilité de votre colonne vertébrale et contre les effets d'une position assise prolongée.

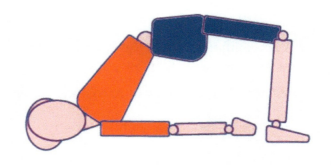

Si la posture du pont semble trop intense, essayez un pont soutenu avec un bloc.

N'oubliez pas d'ancrer vos pieds, ce qui vous aidera à utiliser les muscles de vos jambes pour soutenir la pose.

13 Vasisthasana : Planche latérale

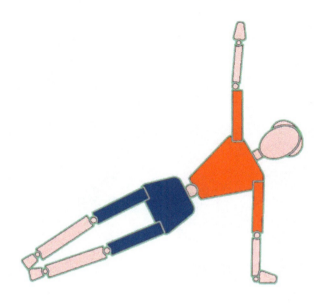

Type de posture : Équilibre sur les bras

Roulez sur le bord extérieur de votre pied droit et empilez votre pied gauche sur le droit. Balayez votre main gauche sur votre hanche gauche, en tournant votre torse vers la gauche. Supportez le poids de votre corps sur le pied droit extérieur et la main droite. Répétez de l'autre côté.

14 Marjaryasana la posture du chat

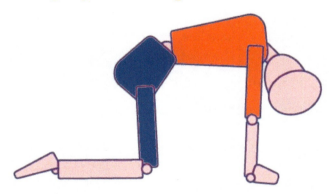

Type de posture : flexion dorsale

Mettez-vous à quatre pattes sur le tapis, placez vos épaules au niveau des poignets et vos hanches dans l'alignement de vos genoux, les mains au niveau des épaules et les genoux écartés.

Écartez les paumes, exercez une pression sur les paumes, les doigts et les poignets. Posez l'arrière de vos pieds sur le tapis.

Expirez, rentrez le menton, étirez les muscles du cou, tirez sur les abdominaux et arrondissez le dos, poussez sur le tapis avec les paumes et les genoux.

Maintenez la position pendant 60 secondes en inspirant et en expirant doucement mais profondément.

Sortez de cette position en inspirant et en abaissant doucement votre torse jusqu'à la position de départ.

15 Parivrtta Trikonasana - Triangle tourné

Type de posture : Torsion

Commencez debout en haut de votre tapis avec vos pieds à la largeur de vos hanches et vos bras sur les côtés.

Écartez vos pieds d'environ deux à trois pieds et alignez vos talons, tournez votre pied droit à 90 degrés de sorte que vos orteils pointent vers le haut du tapis.

Le centre de votre rotule droite devrait être aligné avec le centre de votre cheville droite. Faites pivoter votre pied gauche vers l'intérieur à un angle de 45 degrés.

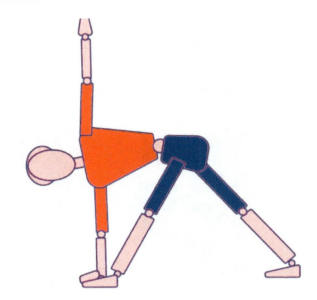

Posez vos mains sur vos hanches et alignez vos hanches vers l'avant. Levez votre bras gauche vers le plafond, avec votre biceps à côté de votre oreille gauche, levez fortement votre main gauche.

Sur une expiration, penchez-vous en avant à partir de vos hanches, en gardant votre colonne vertébrale longue.

Placez votre main gauche à l'extérieur de votre pied droit en ouvrant votre torse vers la droite.

Utilisez votre main droite pour ramener votre hanche droite en arrière pour qu'elle reste alignée avec votre hanche gauche.

Inspirez et allongez votre colonne vertébrale à nouveau.

Puis, expirez en roulant votre épaule droite vers l'arrière et en étendant votre bras droit droit vers le plafond. Levez fortement vos bouts de doigts droits.

Tournez votre tête pour regarder votre pouce droit. Gardez vos hanches au même niveau. Appuyez fermement sur votre talon arrière.

Maintenez la posture pendant une minute maximum. Pour sortir de la posture, relâchez doucement la torsion.

Puis, appuyez fermement sur votre talon gauche. Sur une inspiration, redressez votre torse et baissez vos bras.

Tournez à gauche, inversez la position de vos pieds et répétez la posture pendant la même durée de temps de l'autre côté.

16 Paschimottanasana - Flexion avant assise

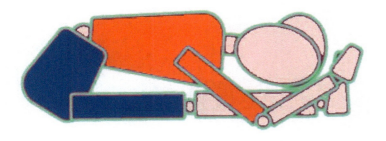

Type de pose : Assis

Les étirements des ischio-jambiers sont nombreux dans le yoga débutant, et ce pour une bonne raison.

Les ischio-jambiers ont tendance à se raccourcir et à se tendre chez les personnes qui restent souvent assises, ce qui peut contribuer à la lombalgie.

 Il est donc utile de les étirer, comme vous le faites pendant la flexion avant assise. Cette posture permet d'étirer tout l'arrière du corps.

Pliez les hanches, pas la taille, et gardez le cou aligné avec la colonne vertébrale.

17 Ustrasana : la pose du chameau

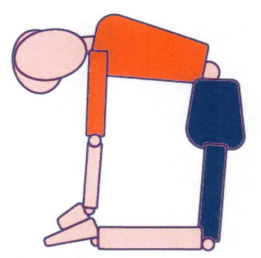

Type de position : "flexion dorsale

Placez-vous à genoux sur le tapis, la colonne vertébrale droite, comme si vous étiez en prière.

Les mains le long du corps, le dos des pieds reposant sur le tapis, commencez à arquer doucement votre torse vers l'avant et aidez-vous en ramenant vos mains vers vos chevilles et essayez d'ouvrir votre poitrine vers le haut autant que possible.

Ramenez vos hanches vers l'avant et maintenez la position en inspirant et en expirant pendant 60 secondes.

Si la sensation est bonne, laissez votre tête pendre en arrière, si votre cou est douloureux, gardez votre tête dans l'axe de la colonne.

18 Salamba Bhujangasana : la posture du sphinx

Type de position : Allongé sur le dos

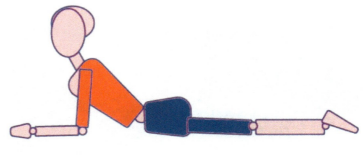

Allongez-vous avec votre ventre sur le matelas, soulevez votre torse à l'aide de vos bras et placez vos coudes pliés à 90 sur le matelas. l

Poussez avec vos coudes sur le matelas et soulevez vos épaules, en maintenant votre ventre appuyé, vos jambes bien étendues et le dos de vos pieds sur le matelas.

Utilisez la force de vos bras pour tirer les muscles de votre poitrine et écarter votre dos.

Gardez l'axe de votre corps bien aligné, trouvez une position confortable, tendez bien vos muscles, vous devriez les sentir, inspirez et expirez et restez dans cette pose pendant 60 sec.

19 Balasana - Position de l'Enfant

Type de posture : Reposante

La posture de l'Enfant est très importante car c'est la position que l'on adopte lorsque l'on a besoin d'une pause pendant une séance de yoga.

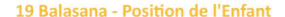

Si vous vous sentez fatigué, vous n'avez pas besoin d'attendre que l'enseignant fasse une pause. Il vous suffit de vous mettre en posture de l'Enfant et de rejoindre la classe quand vous êtes prêt.

Cette posture procure un étirement doux pour le dos, les hanches, les cuisses et les chevilles, sans toutefois solliciter la force ou l'équilibre.

Prendre la posture de l'Enfant est à votre seule discrétion, ce qui constitue l'une des meilleures leçons du yoga : être à l'écoute des signaux que votre corps vous envoie et les respecter avant tout et quiconque d'autre.

20 Savasana- la posture de la planche

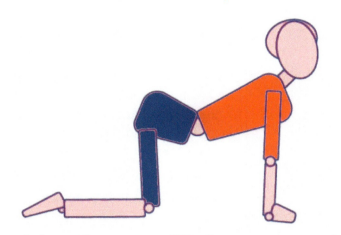

Type de posture : posture d'étirement

Mettez-vous à quatre pattes.

Faites en sorte que votre dos forme le plan de table et vos mains et vos pieds forment les pieds de la table.

Expirez et soulevez vos hanches, en redressant vos genoux et vos coudes, formez une forme en V inversée avec votre corps.

Les mains sont larges sur les épaules, les pieds sont larges et parallèles les uns aux autres. Les orteils pointent tout droit vers l'avant.

Appuyez sur les mains au sol. Étirez à travers les omoplates, maintenez le cou allongé.

Suggestions d'étirements

Fente basse

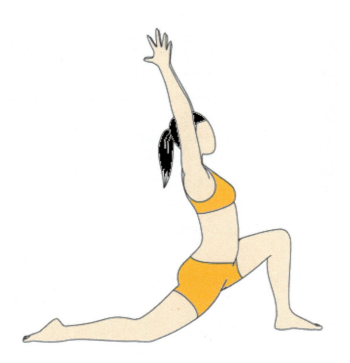

Une fente basse peut étirer le quadriceps et ouvrir les fléchisseurs de la hanche, ce qui peut réduire la raideur de la hanche et augmenter la gamme de mouvement dans l'articulation de la hanche :

Commencez en position de table avec les mains et les genoux au sol.

Amenez votre jambe droite vers l'avant, placez le pied droit à plat sur le sol et alignez votre genou droit sur votre cheville droite.

Appuyez sur le dessus du pied arrière dans le sol.

Redressez votre colonne vertébrale et levez votre poitrine, puis placez vos mains sur le sol à côté de vous, maintenez la position pendant au moins 10 secondes et répétez de l'autre côté, arrêtez si vous ressentez une douleur vive ou un picotement.

Une chaise peut faciliter cet étirement. Il suffit d'utiliser le siège de la chaise pour soutenir la jambe avant sous les ischio-jambiers.

Vous pouvez également poser votre bras ou votre main sur la chaise pour un soutien supplémentaire.

Genou contre poitrine

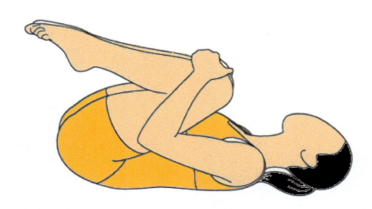

Cet étirement aide à détendre le muscle psoas, qui est connecté aux hanches :

Allongez-vous sur le dos et amenez un genou contre votre poitrine.

Enveloppez vos bras autour de votre genou.

Restez ici ou amenez votre genou de l'autre côté de votre corps pour une torsion.

Maintenez la position pendant au moins 10 secondes et répétez de l'autre côté.

Au lieu d'amener le genou tout le long vers la poitrine, pliez le genou et placez le pied à plat sur le sol.

Étirement de cobra

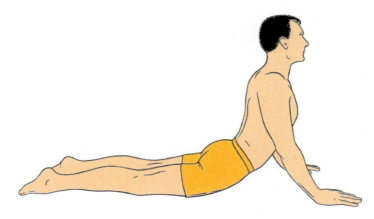

Ceci est un étirement doux qui détend les fléchisseurs de la hanche avant pour améliorer la mobilité et réduire la raideur dans la région de la hanche

Allongez-vous sur le ventre sur le sol ou dans votre lit.

Placez les deux mains sous vos épaules et appuyez doucement vers le haut.

Appuyez vers le haut jusqu'à ressentir une tension dans vos hanches.

Restez ici et respirez pendant au moins 10 secondes.

Répétez au besoin.

Placez une petite serviette roulée sous les hanches et gardez votre front posé sur le lit. Cela ouvrira doucement le bas du dos et le muscle psoas et encouragera une meilleure mobilité dans les hanches.

Torsion couchée

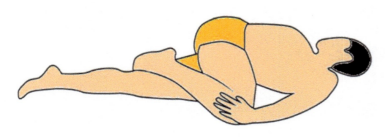

Allongez-vous sur le dos avec votre jambe gauche tendue. Votre genou droit se plie vers votre poitrine et traverse la ligne médiane. Vous pouvez tenir votre genou droit avec votre main gauche et ouvrir votre bras droit sur le côté.

Allongez-vous sur le dos, les genoux pliés et les pieds à plat.

Inspirez, et amenez vos genoux vers la gauche.

Expirez, ramenez vos genoux au centre sur l'inspiration.

Répétez en amenant vos genoux vers la droite.

Conclusion

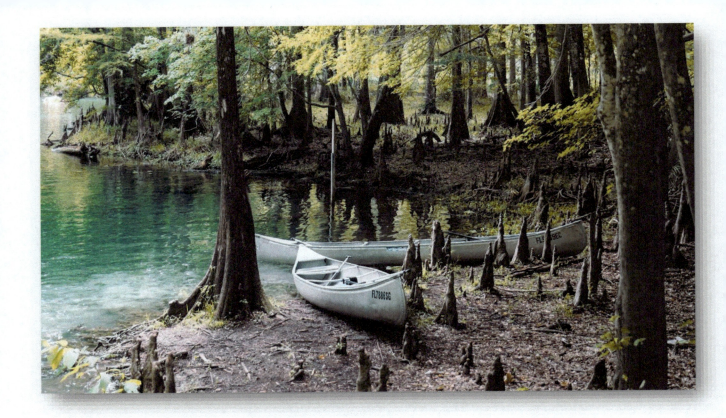

 Le bien-être psychologique est utilisé pour décrire la santé émotionnelle et la fonction globale d'un individu, en particulier lors du vieillissement.

Pratiquer le yoga quotidiennement, sans les stress quotidiens gênants, ne garantit pas nécessairement un haut niveau de bien-être psychologique.

Les individus ayant un haut niveau de bien-être psychologique rapportent se sentir capables, heureux, bien soutenus et satisfaits de leur vie.

Vivre une vie avec un sens et un objectif est essentiel pour améliorer votre bien-être psychologique.

Votre objectif ne doit pas nécessairement impliquer de changer le monde ou de trouver une carrière consacrée à aider les autres.

Au lieu de cela, vous pourriez faire de votre objectif d'être gentil tous les jours, ou cela pourrait impliquer de rendre le monde meilleur en encourageant les autres à prendre soin de l'environnement ou à adopter un animal de refuge.

Peut-être que votre objectif est de donner votre temps en tant que bénévole pour ceux qui souffrent de maladies chroniques, ou pour les sans-abris ou les personnes pauvres proches de vous.

Si vous avez l'impression que votre vie manque de sens, ne vous inquiétez pas. Il existe de nombreuses façons de trouver un sens à la vie et de construire une vie qui a plus de sens.

 Commencez par réfléchir à l'héritage que vous aimeriez laisser.

Écrivez comment vous aimeriez être rappelé à la fin de votre vie ou réfléchissez à l'impact que vous voulez laisser pour les nouvelles générations. Ensuite, établissez des objectifs qui peuvent vous aider à atteindre ces objectifs.

Travailler vers vos objectifs vous donnera une raison de vous lever chaque jour et penser positivement améliorera également votre bien-être psychologique.

Heureusement, vous pouvez amorcer ce cycle positif avec quelques stratégies simples. Prenez quelques minutes pour énumérer toutes les bonnes choses, planifiez de petits objectifs mesurables qui vous aideront à atteindre ce meilleur avenir.

Ensuite, mettez-les en pratique tout en travaillant vers un plan, même si les objectifs sont petits. Cette démarche vous donne un sentiment d'engagement et quelque chose à attendre avec impatience.

Faire des choses agréables pour les autres vous rappelle que vous avez le pouvoir de faire une différence pour autrui.

Donner aux autres vous aide également à penser de manière plus positive et à vous sentir plus heureux.

Aider un voisin dans le besoin, se porter volontaire pour une activité communautaire ou collecter des fonds pour une association caritative ne sont que quelques moyens simples d'améliorer votre bien-être psychologique.

De plus, cherchez des moyens d'être bienveillant envers les autres dans votre vie quotidienne. Faire ainsi vous bénéficie de plusieurs façons.

En fait, des études indiquent que des actes de gentillesse individuels libèrent à la fois des endorphines et de l'ocytocine - les hormones du bien-être - et créent également de nouvelles connexions neuronales.

Par conséquent, la gentillesse peut devenir une habitude autorenforçant qui demande de moins en moins d'efforts pour être accomplie.

Il existe également des preuves liant la gentillesse et la guérison. Cherchez donc des moyens d'être bienveillant envers les autres et votre corps et votre esprit vous remercieront.

La pleine conscience (rester dans le moment présent) a été liée à plusieurs avantages, allant de l'augmentation du bonheur à une meilleure résilience.

Bien que la pleine conscience soit une compétence qui demande de la pratique et de la dévotion, avec le temps, vous pouvez devenir meilleur pour apprendre à être présent et dans le moment.

La recherche scientifique suggère que la pleine conscience aide les gens à gérer le stress, à faire face à des maladies graves et à réduire l'anxiété et la dépression.

En fait, les personnes qui pratiquent la pleine conscience ont une estime de soi améliorée, sont plus enthousiastes pour la vie et sont capables de se détendre.

Il existe un lien entre la méditation de pleine conscience et les changements dans les habitudes de vie au niveau des parties du cerveau responsables de la mémoire, de l'apprentissage et des émotions.

Cette découverte n'est pas surprenante, car la pleine conscience exige que vous portiez une attention particulière à vos pensées, à vos actions et à votre empathie.

Exprimer votre gratitude vous permettra de rester concentré sur toutes les bonnes choses de la vie.

Apprendre à être reconnaissant en tout ce que vous faites deviendra un mode de vie. Vous découvrirez que vous pouvez être reconnaissant pour de petites choses comme la beauté d'un coucher de soleil, ainsi que pour de grandes choses comme un nouveau travail ou une visite d'un ami.

Trouver des choses pour lesquelles être reconnaissant chaque jour est un moyen simple mais efficace d'équilibrer votre état de bien-être psychologique.

Se sentir capable et confiant est important. L'une des meilleures façons d'accomplir cette tâche est de vous rappeler les choses que vous êtes bon à faire ou les forces de caractère que vous possédez.

Essayez de réfléchir à vos réalisations passées et aux qualités qui vous ont aidé à réussir.

Notez ces choses comme un rappel de ce que vous avez à offrir, et n'ayez pas peur de lister un domaine dans lequel vous sentez que vous devez vous améliorer également.

Travailler sur soi-même est un excellent moyen d'impact votre bien-être global.

Lâcher prise des blessures et de la colère du passé est la clé d'un bien-être psychologique sain, pardonner à quelqu'un ne signifie pas que vous devez permettre à cette personne de vous blesser à nouveau.

Au contraire, le pardon consiste à vous libérer de la colère qui vous retient et vous lie à cette personne. La solitude pendant le processus de vieillissement, la recherche révèle, a un impact sérieux sur votre santé émotionnelle et physique, simplement être en compagnie de gens, cependant, n'est pas la solution.

Il est important, au lieu de cela, de former des liens profonds avec d'autres personnes.

La qualité des relations compte plus que la quantité en ce qui concerne l'amélioration de votre bien-être psychologique.

Bien que le contact via les réseaux sociaux puisse être un bon moyen de rester en contact lorsque vous ne pouvez pas rendre visite à un ami en personne, il n'y a pas de véritable substitut aux avantages du contact en face à face.

Prenez un café avec un ami, dînez en famille et appelez un proche simplement pour discuter.

Un soutien social solide est également important pour maintenir une santé psychologique saine, si vous manquez d'un système de soutien, prenez des mesures pour rencontrer plus de gens.

Joignez des activités communautaires, faites connaissance avec vos voisins, essayez de renouer avec d'anciens amis ou cherchez un passe-temps pratique à développer, vous avez d'innombrables opportunités de vérifier en ligne quel est votre groupe préféré pour commencer à suivre.

"Traitez-vous avec gentillesse, abandonnez le jugement et aimez-vous tel que vous êtes".

P.S.

Votre avis sur le livre que vous veniez de lire est très important pour moi !

Mon objectif est de savoir comment publier des livres de meilleure qualité à l'avenir et de mettre à jour et d'améliorer les livres existants.

Je serais donc ravi de lire vos commentaires. Je vous remercie.

Cordialement, Sophie Lapage

Bonus

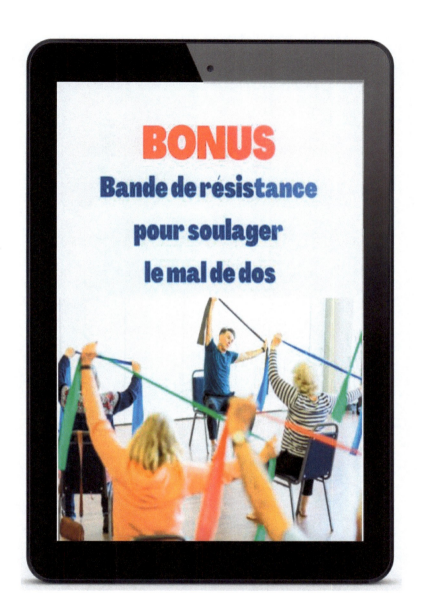